普通高等教育医药卫生类一体化规划教材

供医药卫生类专业使用

人体解剖与组织胚胎学

（下册）

主　编　朱小平　朱　平

副主编　李　莉　马海芬

编　委　（按姓氏汉语拼音排序）

常文旸　河西学院医学院

李　莉　武汉科技大学附属天佑医院

李健民　广州医学高等专科学校

马海芬　青海卫生职业技术学院

张　晨　天津医学高等专科学校

赵国志　通化职业技术学院

赵家龙　河西学院医学院

朱　平　青海卫生职业技术学院

朱小平　河西学院医学院

科学出版社

北　京

内 容 简 介

本书内容包括组织学和胚胎学，分细胞、基本组织、器官与系统三部分介绍。全书系统介绍了组织学与胚胎学基本知识，尽量反映组织学与胚胎学的最新研究成果，力争做到层次分明、重点突出、简明扼要和密切联系临床工作实际。教材在更新部分传统内容的基础上，部分重点内容辅以视频或动画，助于学生理解。对接职业资格考试要求，每章节增加了"考点"，穿插了紧贴临床的、丰富多彩的链接和临床案例；优化了课程每章的教学目标，注重了内容的前后呼应，使教学更具有针对性，对学习效果的检测更明显，大大提高了教材的实用性、科学性及先进性。

本书可供医药卫生类专业学生和教师使用。

图书在版编目（CIP）数据

人体解剖与组织胚胎学. 下册 / 朱小平，朱平主编. —北京：科学出版社，2018.8

普通高等教育医药卫生类一体化规划教材

ISBN 978-7-03-057752-8

Ⅰ. 人… Ⅱ. ①朱… ②朱… Ⅲ. ①人体解剖学‒高等职业教育‒教材 ②人体组织学‒高等职业教育‒教材 Ⅳ. R32

中国版本图书馆CIP数据核字（2018）第123424号

责任编辑：丁海燕 / 责任校对：张凤琴
责任印制：李 彤 / 封面设计：铭轩堂

科 学 出 版 社 出版

北京东黄城根北街16号
邮政编码：100717
http://www.sciencep.com

北京建宏印刷有限公司 印刷
科学出版社发行 各地新华书店经销

*

2018年8月第 一 版 开本：850×1168 1/16
2020年8月第二次印刷 印张：8 1/4
字数：196 000
定价：**39.80 元**
（如有印装质量问题，我社负责调换）

前　言

本书编写围绕《国家中长期教育改革和发展规划纲要（2010—2020年）》和《中共中央国务院关于深化医药卫生体制改革的意见》文件精神，根据新时期高素质技术技能人才培养的要求，在全国多所医药高等职业院校的大力支持下进行编写的。本书的编写遵循"科学性、系统性、职业化、创新性、发展性"的"五性"原则，按照高等教育人才培养的目标导向，以医药卫生行业标准，护士资格考试和执业医师考试大纲为依据，运用"反证"方法，始终贯彻基础、基础应用、专业、专业行业标准纵向对接、支撑的思想编写而成。全书在内容选择上，本着"必需、够用、适度"的原则，以岗位需要为出发点，以能力培养为重点，确定内容的深度与广度。本书适于医药卫生类专业使用，也可以作为医学成人教育教学用书。

本书的正文中结合具体内容设计了"链接"，有利于开拓学生视野，了解组织胚胎学知识与临床联系及组织学新进展。正文配以极丰富的彩色图片，有利于学生理解组织微细结构特点，培养学生临床思维意识。在正文旁边，列有"考点"，有利于学生抓住学习重点。在每章后列出了学习纲要，既有利于学生明确学习目标，也有利于学生自主学习。还列出了自测题，以利于学生知识检测与巩固，培养学生运用所学知识去解决实际问题的能力。

本书各章编者分工为绪论、第1~9章朱小平，第10、12、13章朱平，第15章张晨、朱小平，第11、16、17章李莉，第14、18章马海芬，第19章李健民、常文旸、赵国志、赵家龙。他们年富力强、认真严谨，藉此对他们在编写中付出的辛勤劳动表示衷心的感谢！本书的编写工作还得到参编学校的大力支持与帮助，在此一并表示感谢！

由于编者水平有限，教材在编写形式、内容安排、文字处理等方面或许存在问题和不足，恳请广大师生批评、指正。

编　者
2018年3月

前　言

目　录

绪　论

一、人体的组成

人体结构和功能的单位按由小到大的顺序依次包括细胞、组织、器官和系统。

细胞是人体结构和功能的基本单位。许多形态结构相似、功能相近的细胞，借细胞间质（由细胞产生）结合在一起，所形成的结构，称组织（tissue）。人体的组织可分为四大类，即上皮组织、结缔组织、肌组织和神经组织。由不同的组织组成的具有一定形态、能完成一定生理功能的结构称器官，如心、肝等。许多功能相关的器官连接在一起，完成一种连续的生理功能称系统。人体共有九大系统，如由肾、输尿管、膀胱、尿道等组成的泌尿系统，等等。

考点：人体的组成

二、组织学及胚胎学的定义及在医学中的地位

组织学和胚胎学是既互相联系又相对独立的两门学科，我国医学教育习惯地将其作为一本书讲授学习。组织学（histology）是借助显微镜研究机体微细结构及其相关功能的科学。组织学内容可分为两大部分，即基本组织和器官系统的组织结构及功能。胚胎学（embryology）是研究个体的发生、生长发育及其形态结构变化规律的科学。胚胎学内容分为胚胎早期发育和各器官系统的发育，以及各种常见的先天性畸形及其成因等内容。本教材主要介绍胚胎的早期发育，包括生殖细胞的发生、受精、胚胎的发育、胚胎与母体的关系及胎儿血液循环、先天畸形、双胎多胎等。

考点：组织胚胎学的研究内容

链接 当代组织学

随着科学技术的迅猛发展，组织学与胚胎学的研究方法和手段已在经典技术的基础上发展到应用多种技术手段进行综合性科学研究阶段。大量新发明的仪器和相关技术，如流式细胞仪、图像分析仪、各种特殊显微镜、电子显微镜、免疫细胞化学、同位素示踪标记、组织培养、细胞融合、原位杂交术、分子重组和基因工程等的应用，使组织学和胚胎学内容不断更新、充实和扩展。同时从整体水平、细胞水平和分子水平探索许多复杂的生命现象。

组织学与胚胎学是医学公共基础的主干课程，通过本门课程的学习，系统地掌握人体的微细结构和发生发育规律，为学习其他基础课和临床医学课程奠定形态学基础。

三、组织学及胚胎学的研究方法

随着科学技术的不断发展，人们观察微观世界的手段日益丰富，效果日趋精确。

（一）光学显微镜技术

普通光学显微镜简称光镜（light microscope，LM），借助光镜观察切片是学习组织学最基本而又常用的技术，最好的光镜分辨力为 $0.2\mu m$，可将物体放大 1000 倍左右，可观察到细胞组织的微细结构，称光镜结构。光镜观察，要求组织细胞要有较好的透明度，这就必须先了解切片制作技术。制作切片方法较多，下面以石蜡切片为例，介绍基本操作程序如下。

1. 取材和固定　将新鲜组织按要求切成小块，用蛋白质凝固剂（常用甲醛、乙醇、醋酸等）固定，目的是使组织中蛋白质凝固，防止组织坏死、腐败，更大程度上保持细胞组织的原本结构。

2. 脱水、透明和包埋　脱水是把组织块内的水分吸收出来，为切片和染色做准备；方法是把组织块依次放入从低浓度到高浓度的乙醇溶液中。包埋是把脱水后的组织块浸入石蜡中（由于乙醇不溶于石蜡中，故先用二甲苯置换出组织中的乙醇并使组织块透明，然后将组织块置于融化的石蜡中），让蜡液浸入组织细胞内，冷却后组织块便具有了硬度，便于切片。

3. 切片和染色　将埋有组织的石蜡块用切片机切成 $5\sim10\mu m$ 的薄片贴在载玻片上，脱蜡后进行染色、透明等处理。最常见的染色方法为 HE 染色（即苏木精-伊红染色法）。

4. 封片　最后用树胶加盖片封固。

考点：石蜡切片术的主要操作过程

链接 HE 染色及几种染色简介

HE 染色　组织切片的染色是使无色的组织结构呈现颜色，增加对比度，形成反差以便于镜下分辨。最常用染色方法是苏木精（hematoxylin）-伊红（eosin）染色法（简称 HE 染色）。苏木精染液为碱性，主要使细胞核内的染色质与胞质内核糖体着紫蓝色，这种结构称嗜碱性；伊红为酸性染料，主要使细胞质和细胞外基质中的成分着红色，这种结构称嗜酸性；与两染料的亲和力都不强的结构称中性。

有些组织结构可直接使硝酸银还原而显色，称亲银性，有些结构需加入还原剂后才能显色，称嗜银性。有些组织成分用甲苯胺蓝等碱性染料染色后不显蓝色而呈紫红色，这种现象称异染性。

除石蜡片外还有以下几种片。①冰冻切片：把组织块经液氮（-196℃）冰冻后，用恒温箱切片机切片染色、透明等方法制成切片。②涂片：将游离的细胞（如血红细胞）直接涂于玻片染色等。③铺片：将结缔组织（如疏松结缔组织）撕成薄膜铺在载玻片上染色的方法。④磨片：把骨和牙等硬组织磨成薄片贴于玻片上。

另外，还有特殊光学显微镜，如暗视显微镜、相差显微镜和荧光显微镜、偏差显微镜、紫外线显微镜等。

（二）电子显微镜技术

电子显微镜简称电镜（electron microscope，EM），其基本原理与光镜相似，是以电子发射器代替光源，以电子束代替光线，以电子磁透镜代替光学透镜，最后将放大的物像投影在荧光屏上进行观察，分辨力可达 0.2nm，有效放大倍数可达几十万倍，甚至 100 万倍，所观察的结构称超微结构。电子显微镜又包括透射电镜和扫描电镜等。

（三）组织化学和细胞化学技术

组织化学（histochemistry）和细胞化学（cytochemistry）是通过化学反应原理显示组织切片细胞内的某种化学成分，进行定位、定量及其功能相关的研究。光镜、电镜技术在研究细胞、组织的形态结构方面起很大作用，但对组织中某种物质的存在与否、如何分布，即组织中物质的定性、定位的研究必须借助组织化学技术。如糖类、脂类、核酸等与试剂发生化学反应，形成有色终末产物，在光镜电镜下观察。

1. 一般组织化学技术　基本原理是在切片上或被检材料上，加某种试剂，使它和组织或细胞内的待检物质发生化学反应，形成最终产物或有色沉淀物，用光镜观察，或重金属沉淀，用电镜观察，对某种物质进行定性和定位。

2. 免疫组织化学技术（immuno histochemistry）　根据抗原与抗体特异性结合的原理，检测组织内多肽和蛋白质的技术。先制备抗体，将抗体与标记物相结合，制备标记抗体，最后用这种标记抗体与组织切片共同孵育，抗体就会与组织中相应特异性抗体结合，在显微镜下观察标记物而获得多肽等的分布。

链接 过碘酸-希夫反应（PAS 反应）

PAS 反应可显示多糖和糖蛋白的糖链。糖被强氧化剂过碘酸氧化后，形成多醛，后者再与无色的品红硫酸复合物（即希夫试剂）结合，形成紫红色反应产物，称为 PAS 阳性反应。

3. 免疫荧光组织化学　组织标本用荧光色素染色后，用荧光显微镜观察对荧光染料有亲和力的物质，如 RNA、DNA、肝素和肾上腺素等。

另外，还有免疫细胞化学、原位杂交术、放射自显影术等。

（四）组织细胞培养技术

组织培养或细胞培养是在体外研究活组织、活细胞的形态结构和生理功能动态变化的一种很有价值的研究手段，已广泛应用于生物医学各个领域。组织细胞培养是在无菌条件下进行，从机体得到的活组织或活细胞，或者可供长期传代培养的细胞株，放入盛有营养液培养基的培养瓶（板）内，在一定温度、适宜的 O_2 与 CO_2 浓度、pH 等条件下进行培养。可在相关显微镜下直接观察细胞的增殖、分化、吞噬等动态变化，可用显微镜录像或显微电影真实记录活细胞的连续变化过程。还可应用组织细胞培养研究各种物理或化学因素对活细胞的影响。

（五）形态计量技术

形态计量或立体计量术是研究组织和细胞内各种有形成分的数量、体积、表面积等绝对和相对数值的方法。研究物体某些结构的立体数值的科学称体视学。通过组织切片或照片的平面图像的测定，可将平面测得的数据按数学原理和公式推算出立体结构的参数。

目前常用的精密定量仪器有显微分光光度计、显微荧光光度计、流式细胞光度计和图像分析仪等。

四、组织学及胚胎学的学习方法

1. 二维、三维转换学习法　将断层标本分与合的原理应用于组织学学习，正确应用由显微镜下二维结构的观察到三维结构重建的思维方式，使学到的组织学结构更完整。

2. 微观结构宏观化的学习方法　组织学的四个水平：组织、细胞、亚细胞和分子。高职高专学生学习的重点在于人体局部器官结构的组织类别配布，不同组织配布中细胞的分布、大小、形态结构特点及对应功能。将微观结构宏观化的讲与学，是增强学习效果的又一好办法。

3. 形态与功能联系的学习方法　组织学和胚胎学属于形态学科，一方面要掌握各种细胞、组织和器官的形态特点，对其加以辨认；同时应联系它们各自对应的功能。从功能来理解形态、结构，或从形态结构分析功能。

链接 形态与功能的统一

肌细胞为适应收缩功能，其形态细长，胞质内含收缩成分—肌丝；巨噬细胞为完成其吞噬功能，胞质内含有大量溶酶体，表面有伪足，以便"抓住"异物；红细胞呈双凹圆盘状小体，胞质中含有大量血红蛋白，表面光滑，这与红细胞运输氧和二氧化碳功能相统一。

4. 理论联系实际的学习方法　学好组织学与胚胎学，必须注重理论联系实际，必须重视实验，通过观察切片标本，仔细辨认光镜及电镜下各器官、组织和细胞的微细结构特点，从实际观察中得到感性知识，加强对理论知识的巩固及理解。

5. 坚持发生、发展与进化的学习观点　人体各种组织、器官的形态结构是在漫长的由低级到高级、由简单到复杂的进化过程中逐步形成的。这些组织一直处在新陈代谢、发育分化的动态变化中。同时这些变化受机体内、外环境变化的影响。

6. 学科间相互渗透的学习观点　在组织学与胚胎学的教学中，无论是研究方法还是基本理论的验证，都要涉及和联系其他学科的新成就，尤其是细胞生物学、分子生物学、免疫学、生物化学和生物物理学等。因此，在学习形态结构基本知识的前提下，不要死记硬背，要善于分析，善于比较，善于应用参考资料，扩大知识面，活跃思路，深刻理解，以融会贯通，为其他医学基础课和专业课学习夯实基础。

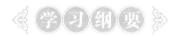

学 习 纲 要

1. 掌握 HE 染色法的原理。
2. 熟悉组织学与胚胎学的研究内容。

自 测 题

一、名词解释
1. 组织　2. HE 染色　3. PAS 反应　4. 胚胎学

二、填空题
1. 组织学是研究机体_____的学科。
2. 由细胞和细胞间质构成_____。
3. 凡结构与苏木精碱性染料有亲和力而被染成紫蓝色者称为_____，凡结构与伊红酸性染料有亲和力而被染成粉红色者称为_____。
4. PAS 反应呈阳性的部位表明有_____存在。
5. 特异性检测细胞和组织中的多肽、蛋白质等抗原性大分子物质的方法是_____。

三、单项选择题
A 型题
1. 下列哪项不属于人体的基本组织

A. 上皮组织　　　　B. 结缔组织
C. 肌组织　　　　　D. 神经组织
E. 淋巴组织

2. 光镜技术的常用染色方法是

A. HE 染色法　　　B. 硝酸银染色法
C. 氯化金染色法　　D. PAS 染色法
E. 瑞氏染色法

3. 凡结构与伊红有亲和力而被染成粉红色者称为

A. 嗜碱性　　　　　B. 嗜酸性
C. 中性　　　　　　D. 异染性
E. 嗜银性

4. 凡结构与苏木精有亲和力而被染成紫蓝色者称为

A. 嗜碱性　　　　　B. 嗜酸性
C. 中性　　　　　　D. 异染性
E. 嗜银性

5. PAS 反应是显示组织或细胞内的
   A. 蛋白质　　　　　B. 脂肪
   C. 核酸　　　　　　D. 多糖
   E. 色素
6. 组织学中最常用的制片技术是
   A. 石蜡切片　　　　B. 火棉胶切片
   C. 冰冻切片　　　　D. 涂片
   E. 铺片
7. 涂片一般适用于

A. 上皮组织　　　　B. 骨组织
C. 肌组织　　　　　D. 神经组织
E. 血液
8. 用于光镜观察的石蜡切片厚度一般是
   A. 1～2μm　　　　B. 5～10μm
   C. 50～80μm　　　D. 5～10nm
   E. 50～80nm

四、问答题

组织结构和细胞对不同染料的结合特性有哪几种？

第 1 章 细 胞

一、概 述

细胞（cell）是构成生物形态结构和功能活动的基本单位。形态、功能的多样性与光镜结构的统一性是人体细胞的特征（图1-1）。在光镜下，细胞可分为细胞膜（cell membrane）、细胞质（cytoplasm）和细胞核（nucleus）三部分（图1-2）。细胞质由基质、细胞器、内含物组成，细胞核则由核膜及其包被的核基质、染色质、核仁等组成。构成细胞的各种生物物质统称为原生质，细胞膜、细胞质、细胞核都是原生质的特化部分。

考点： 细胞的构成

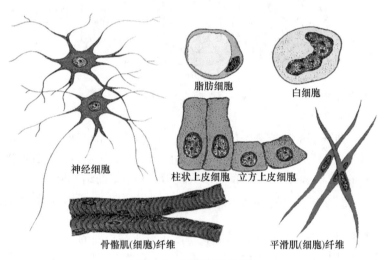

图 1-1　细胞形态分类

神经细胞　脂肪细胞　白细胞　柱状上皮细胞　立方上皮细胞　骨骼肌(细胞)纤维　平滑肌(细胞)纤维

构成各种细胞的化学元素基本相同，组成细胞的 22 种元素中有 16 种是所有细胞所具有的，属细胞组成的宏量元素，C、H、O、N 是细胞最主要最普遍存在的元素。除宏量元素外还含有一些微量元素或超微量元素，它们含量甚少，但细胞功能必不可少。组成细胞的物质分为有机物和无机物两大类，无机成分占细胞干重的 3%～5%，大多以盐类或离子的形式存在，均与细胞的功能活动直接或间接相关。细胞的有机成分包括蛋白质、脂类、糖类、核酸，它们赋予细胞特征性结构的物质基础。蛋白质是细胞生物大分子的主要成分，占细胞湿重的 10%，平均分子质量为 36 000。

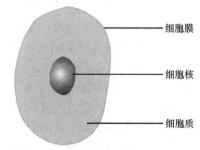

图 1-2　细胞结构

细胞膜

细胞核

细胞质

考点： 简述核酸的定义及组成

核酸主要位于细胞核内，但在胞质中也可见，其组成单位是核苷酸，分核糖核苷酸（RNA）与脱氧核糖核苷酸（DNA）两种。核酸是遗传信息的载体，完成遗传信息的复制、分配、转录、翻译、表达等功能。脂类包括脂肪和类脂，占细胞重量的 2%，是细胞生物膜结构和生命代谢的物质。糖与脂类结合形成糖脂参与生物膜构成，与蛋白质结合形成糖蛋白，是血型抗原、抗体和某些激素的基本成分。糖原是细胞的能量储存方式。

考点： 哪些微量元素与哪些细胞的哪些功能有关

二、细胞的基本结构

把一个椭圆形的体细胞同鸡蛋比照，它们的层次结构是否很相似？又有哪些不同呢？下面，我们就逐层学习。

（一）细胞膜

细胞膜是细胞的最外层结构，细胞膜结构不仅存在于细胞表面，而且在细胞内还有丰富的膜相结构，如某些细胞器表面的膜和细胞核的核膜都属于同样的膜相结构，统称为生物膜或单位膜。

1. 细胞膜的结构　细胞膜（图1-3）主要是由"三大物质"，即脂类、蛋白质和糖构成，其中脂类和蛋白质是主要成分。三大物质的排列组合，目前比较公认的是"液态镶嵌模型学说"，该模型的要点是类脂双分子层构成生物膜的连续主体，既具有固体分子排列的有序性，又具有流动性特点，体现了结构的"液态"特征。球形蛋白分子则以各种方式与脂质分子相结合，以嵌入或跨膜形式存在为主，表现了结构的"镶嵌"性，这也是"液态镶嵌模型"学说的来源。

考点："液态镶嵌模型"学说的要点

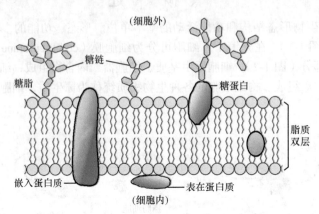

图1-3　细胞膜的结构

（1）膜脂双分子层：细胞膜的膜脂分子以磷脂为主，磷脂分子是极性分子，一端为头端，属亲水性基团称亲水端，另一端是尾端为疏水端。由于生物膜周围接触均为水溶液环境，所以亲水的分子头部朝向膜的内外面，而疏水的尾部则伸入膜的内部，形成膜脂双分子层的结构形式，膜脂双分子层在正常生理条件下，处于液态，有一定的流动性，膜中的类脂分子可做弯曲、旋转、翻转等运动，对膜进行正常生理功能是十分必要的。

（2）膜蛋白质：根据蛋白分子在膜脂的分布，将附于亲水端表面的膜蛋白称表在蛋白或外周蛋白，将嵌入膜内及跨越膜层的蛋白质称内在蛋白或嵌入蛋白。内在蛋白是膜蛋白的主要存在形式，占膜蛋白总量的70%～80%。膜蛋白往往构成膜的受体、载体、抗原、酶等。

（3）膜糖：细胞膜外表面有糖链与膜蛋白质分子或脂类分子相结合形成糖蛋白与糖脂。糖链构成细胞表面的糖衣又称细胞衣，在红细胞表面形成的血型糖蛋白，与红细胞膜抗原特异性直接相关。糖衣的功能除作为细胞膜的保护层外，尚与细胞的粘连、细胞识别和物质交换等有关。

2. 细胞膜的生物学特征　生物膜除了有上述极性外，还具有：①结构稳定性；②膜的不对称性，即膜的大分子的装配、结构和功能在各膜面都有差异性；③膜的流动性，即膜脂分子的流动性和膜蛋白分子的流动性；④膜的区域性，主要指分子造型在同一膜面所出现的区域性差异。

3. 细胞膜的功能　①物质转运功能；②信息传递功能；③膜受体；④抗原属性功能；⑤细胞识别功能；⑥细胞防御功能；⑦细胞黏合和细胞连接功能。

考点：细胞膜的功能

链接　细胞膜与疾病

细胞膜在细胞的生命活动中具有重要角色，细胞膜的结构和特征的异常改变都可引起细胞功能的紊乱和病理变化。细胞癌变的最明显特征之一就是表面膜的变化，癌细胞出现特异的膜表面抗原，有些癌细胞还会出现膜的流动性增大，微绒毛、皱褶和伪足的大小、数量都比正常细胞增多、细胞活动性增大等有利于癌细胞浸润的特点。近年来对细胞膜激素受体及细胞信息传递系统的异常与疾病相关的研究发现，肥胖和糖尿病的发生均与细胞胰岛素受体的结合性低下有关。

考点：请大胆设想：依据细胞膜在发病中的异常变化，可做哪些诊断、治疗、愈后判断方面的研究

（二）细胞质

细胞质简称胞质，又称胞浆，由基质、细胞器和内含物组成。

1. 基质　即细胞液（cell sap），在光镜下为透明或细粒状，构成细胞的内环境。

2. 细胞器　是细胞质中具有一定形态结构和功能的"细胞器官"。光镜下可见到线粒体、高尔基复

合体及中心体。电镜下还可看到溶酶体、内质网、核糖体、过氧物酶体及部分细胞骨架结构。

（1）线粒体——细胞供能器：光镜下线粒体（mitochondria）通常呈线状、圆形、卵圆形、杆状或丝状，以卵圆形居多，其形态、大小、数量、分布常因细胞种类和生理状态而有差异（图1-4）。电镜下线粒体呈长椭圆形，由双层膜构成，外膜光滑，内膜向内折叠形成线粒体嵴（图1-5）。线粒体内含有丰富的酶，已发现的线粒体酶有一百二十多种，其中氧化还原酶占比例最大，达37%。葡萄糖在线粒体内生物氧化过程中产生能量，供细胞利用，故称其为细胞供能器。研究发现，线粒体基质中还含有DNA、RNA及核糖体，说明线粒体能独立合成蛋白质，进行自我复制。

考点：细胞器的组成及功能

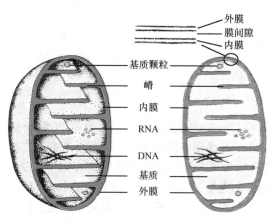

图 1-4　线粒体的结构

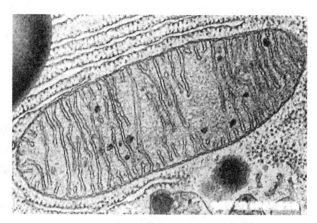

图 1-5　线粒体电镜像

（2）核糖体——细胞内合成蛋白质的场所：核糖体（ribosome）又称核蛋白体。光镜下是胞质中的嗜碱性物质，又常称核外染色质，电镜下为直径15～25nm的颗粒状结构，化学成分为核糖核酸（RNA）和蛋白质。核糖体是细胞合成蛋白质的细胞器，核仁内由rDNA转录合成rRNA和蛋白质一起形成了核糖体大、小亚基后，穿核孔进入细胞质，大、小亚基合并成为核糖体（图1-6）。核糖体有两种存在形式：一种游离于细胞基质中或附于微梁网上，称游离核糖体；另一种附着在内质网、核外膜的胞质面上，称膜旁核糖体或固着核糖体。前者合成细胞自身所需的结构蛋白质和细胞结构更新所需要的酶；后者合成分泌性蛋白质又称输出蛋白，通过胞吐作用，向细胞外输出。

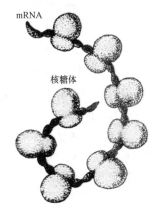

图 1-6　核糖体

（3）内质网——多功能膜性小管系统：电镜下内质网（endoplasmic reticulum，ER）呈小管状或扁囊结构，有的则扩大如泡。此结构在细胞质中纵横交错，互相沟通连接成网。根据内质网膜表面有无核糖体附着，将内质网分为粗面内质网（rough endoplasmic reticulum，RER）和滑面内质网（smooth endoplasmic reticulum，SER）两种（图1-7）。

1）粗面内质网：多为扁平囊状，表面附有核糖体，与蛋白质的合成有关（图1-8）。

2）滑面内质网：多为分支的小管或小泡，无核糖体附着，胞质面平滑，称滑面内质网（图1-7）。滑面内质网含有多种酶系，与固醇类、脂类、糖的代谢及肌纤维的收缩有关。

内质网不仅本身彼此沟通，向内与外层核膜延续，在细胞质中又与高尔基复合体相接，从而形成错综复杂的内膜系统，一方面，像"隔离带"一样给各种代谢过程提供了互不干扰的内部环境；另一方面，扩大了内膜系的表面积，有利于各种生物化学反应的进行。细胞内膜系统包括核膜、内质网、高尔基复合体、线粒体、溶酶体、过氧物酶体及各种膜性小泡。

链接　滑面内质网的功能

滑面内质网的功能复杂，在不同细胞有不同的功能。例如：在肝细胞中与合成肝糖原和解毒有关；在脂肪细胞与合成脂类有关；在肾上腺皮质细胞、睾丸间质细胞及卵巢黄体细胞中与合成固醇类激素有关；在肌细胞中有储存和释放钙离子功能，与传导神经兴奋有关，参与肌纤维的收缩活动。因此，滑面内质网是众多细胞器中的"功能多面手"。

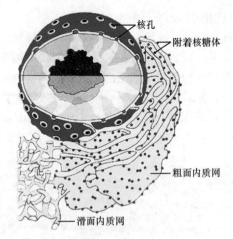

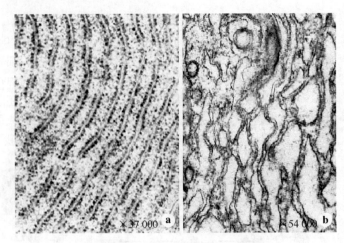

图 1-7　内质网结构

图 1-8　粗面内质网电镜图

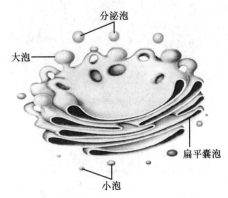

图 1-9　高尔基复合体

（4）高尔基复合体——细胞的加工厂：高尔基复合体（Golgi complex）存在于几乎所有的细胞中。光镜下观察只有镀银或锇酸浸染标本高尔基复合体才呈褐黑色网状结构。电镜下由扁平囊泡、小泡和大泡组成（图 1-9），故称复合体。其中，扁平囊泡 2～8 层平行排成一叠，略成弓形，是高尔基复合体最具特征性的部分，一般凹面向着细胞膜的一侧，称为成熟面或分泌面，凸面向着细胞核一侧，称生成面或未成熟面、顺面。小泡直径为 40～80nm，位于扁平囊泡的生成面及两端，被认为是附近粗面内质网或滑面内质网以"出芽"的方式形成的，形成后移向高尔基复合体的扁平囊泡并与之融合，把粗面内质网合成的蛋白质，连同内质网的膜成分运到高尔基复合体中。大泡呈球形，直径为 100～150nm，由扁平囊泡周边或其分泌面形成膨大并脱落形成，然后移向细胞膜并与之融合，把高尔基复合体的内含物通过胞吐作用分泌到细胞外。

从高尔基复合体形成分泌物的过程，充分说明高尔基复合体的三部分结构并不是固定不变的，而是小泡不断并入，大泡不断离去，使高尔基复合体处于新陈代谢的动态变化中。高尔基复合体在细胞分泌活动中起重要的作用：一是将粗面内质网合成的分泌蛋白加工、浓缩、加膜形成分泌泡，最后分泌到细胞外；二是参与膜的转化，当大泡移向细胞膜并与之融合，将其内容物排出细胞膜后，高尔基大泡的膜与细胞膜就汇到一起，起到细胞膜和膜性细胞器的膜不断更新转化的作用。除此之外，高尔基复合体还参与糖蛋白的合成及溶酶体的形成。

（5）溶酶体——细胞内消化器：溶酶体（lysosome）（图 1-10）是由一层膜围成的圆形或卵圆形结构，大小为 0.2～0.8μm。溶酶体普遍存在于各种细胞中，白细胞和巨噬细胞含量更多，几乎所有细胞的溶酶体都含有水解酶，现在已知的有六十余种，能分解蛋白质、脂类、多糖及核酸等几乎所有生物大分子物质。溶酶体可分为三种：初级溶酶体、次级溶酶体及终末溶酶体（或残余体）。

① 初级溶酶体：是未执行消化活动的溶酶体，是由高尔基复合体扁平囊形成的溶酶体，其内没有被消化的底物。

② 次级溶酶体：当初级溶酶体与来自细胞内外物质相融合后

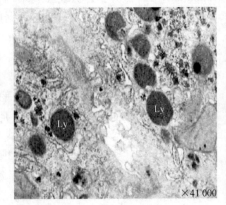

图 1-10　溶酶体电镜图

称为次级溶酶体。次级溶酶体根据融合物质的来源不同又分为自溶酶体和异溶酶体，前者融合内源性物质，后者融合外源性物质。此外，若初级溶酶体同时或先后与自溶酶体及异溶酶体融合则称为混合溶酶体，若初级溶酶体与细胞内长期储存的分泌颗粒融合则称为分泌溶酶体。

链接 溶酶体与疾病

溶酶体功能低下或亢进均可引起细胞病变。目前，已知的先天性溶酶体病源于细胞缺乏某种水解酶以致相应底物大量蓄积在溶酶体内而损伤细胞功能，这种现象称为溶酶体过载。血管硬化也可能与溶酶体功能不良有关，以致大量脂质蓄积在管壁平滑肌细胞内。硅沉着病（矽肺）的病理过程也与溶酶体有关，大量硅尘积聚在肺巨噬细胞内，SiO_2 可破坏溶酶体膜，使酶外溢，引发细胞自溶，硅尘又被其他巨噬细胞吞噬。如此反复，致使肺内出现进行性纤维病变。

③ 终末溶酶体或残余体：次级溶酶体内的底物被消化分解后称为终末溶酶体，但也常常剩余一些不能消化的残物，这时的溶酶体称为残余体。残余体可排出胞外也可积累在细胞内，如脂褐素颗粒。

（6）过氧化物酶体——细胞的防毒小体：过氧化物酶体（peroxisome）原称微体。为有膜包裹的卵圆形小体，直径 0.2～0.7μm。过氧化物酶体内含有多种酶，目前已知有四十余种，其中主要是过氧化物酶、过氧化氢酶和氧化酶等，故称为过氧化物酶体。过氧化物酶体普遍存在于各种细胞内，特别是在肝细胞、肾小管上皮细胞及支气管无纤毛上皮细胞内更为丰富。能分解细胞内的过氧化氢和过氧化物，有保护细胞的作用。

（7）细胞骨架（cytoskeleton）：是细胞内线状造型结构的合称。主要包括微丝、微管、中间丝及微梁网络，对维持细胞的形状、细胞的分化、空间定位、细胞的运动、胞内物质运输等都起着重要作用。

① 微丝（microfilament）：普遍存在于各种细胞内，特别在细胞周边部，在质膜下形成网，根据微丝的粗细不同可分为细微丝和粗微丝，两者的化学组成不同。细微丝直径 5～7nm，长约 1μm，主要由肌动蛋白组成，故也可称肌动蛋白微丝，与细胞的运动有关。

② 微管（microtubule）：是一种中空不分支小管，粗细较均匀，内径 17～22nm，外径 21～27nm，管壁厚约 5nm，一般直行或略弯曲。微管主要成分是微管蛋白和少量微管结合蛋白。微管参与构成细胞支架、与细胞的运动、细胞分裂、细胞内物质的运输和细胞分化等功能有关。

③ 中间丝：又称中等纤维或中丝，是一种大小介于粗微丝与细微丝之间、直径为 8～10nm 的实心细丝，存在于大多细胞内。上皮细胞中的张力原纤维、肌细胞 Z 带处的连接丝以及神经细胞的神经丝均为中间丝。

（8）中心体（centrosome）：是球形小体，因存在的位置比较接近细胞中央，故称中心体。在光镜下，中心体由中心粒和中心球构成，中心粒是位于细胞中心的一对颗粒（图 1-11）。电镜下为两个互相垂直的小圆筒，每个小圆筒由 9 组微管构成。每一组又包括 A、B、C 三个微管。中心球属细胞基质。中心体与细胞分裂时期纺锤体的形成及染色体移动有关，参与细胞分裂。

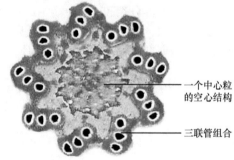

一个中心粒的空心结构

三联管组合

图 1-11 中心粒

3. 包含物 是细胞质内有一定形态的代谢产物，如糖原、脂滴、色素颗粒等。

链接 细胞器与疾病

核糖体与粗面内质网：维生素缺乏时的成纤维细胞及四氯化碳中毒时的肝细胞会出现多聚核糖体解聚现象，如果细胞受损比较严重，粗面内质网膜的核糖体从膜上脱落称为脱颗粒。多聚核糖体解聚和内质网脱颗粒可作为细胞合成蛋白质功能降低的一项指标。

线粒体：当细胞遭到内外因素的干扰时，线粒体出现的反应最早，变化最明显，通常以线粒体形态变化作为鉴别细胞功能的一项指标。如慢性酒精中毒时，肝细胞出现巨大线粒体或畸形线粒体；缺血、缺氧、炎症时，线粒体出现凝集、肿胀、水性变及空泡化；在某些恶性肿瘤细胞的线粒体内，可出现脂类包含物。由此，进一步佐证了结构、功能与疾病的辩证关系。

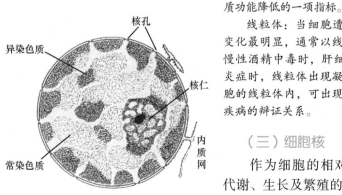

核孔

异染色质

核仁

常染色质

内质网

图 1-12 细胞核超微结构

（三）细胞核

作为细胞的相对"核心"，细胞核（图 1-12）是细胞遗传、代谢、生长及繁殖的控制中心，在细胞生命活动中起决定性的作用。细胞核的形状和数目随物种类型及功能状态而异。细胞通常

考点： 细胞核的组成及作用

具有一个胞核，也有两个（肝细胞）甚至几十个乃至几百个细胞核（如骨骼肌细胞）。核的形态与细胞形态相适应，一般为球形，柱状、菱形细胞的核常呈椭圆形。

1. 核膜　是包被核表面的界膜，包括内、外两层，分别称内核膜和外核膜。两层膜之间的间隙，称核周隙。外层核膜附有核糖体，有的部位与内质网相连接。核膜上有小孔，称核孔，是胞核与胞质间物质交换的通道。

2. 染色质和染色体　染色质（chromatin）指细胞间期核内分布不甚均匀、易被碱性染料深染的DNA和蛋白质复合体。在光镜下较稀疏、染色较淡的部分称常染色质；较浓缩，染色较深的部分称异染色质。细胞在进行有丝分裂时，染色质细丝螺旋盘曲缠绕成为具有特定形态结构的染色体（chromosome），此时，光镜下清晰可见。分裂结束后，染色体解除螺旋化，分散于核内又重新形成染色质。所以两者是真核细胞的同一种遗传物质在细胞周期不同时期的两种不同表现形式。

染色质的DNA和蛋白质这两种成分组成颗粒状结构，称核小体，是构成染色质的基本结构单位。染色体的数目是恒定的。人体成熟的生殖细胞有23条染色体，称单倍体；人体体细胞有46条（23对）染色体，称双倍体，其中常染色体44条，性染色体2条。常染色体男女相同，性染色体男性为XY，女性为XX。

3. 核仁（nucleolus）　见于某些间期细胞核内，呈球形，无膜包被，由核糖核酸（RNA）和蛋白质组成。核仁是合成核糖体大、小亚基的场所。

4. 核基质与核内骨架　核基质是核内的液体（核液）。核内骨架是核液中的细丝网架。

三、细胞分裂

考点：细胞周期的概念

细胞分裂（cell division）是细胞增殖的主要方式，细胞数目的增加和细胞的更新等均需通过细胞分裂来完成，细胞分裂是细胞经过遗传物质复制，亲代细胞分裂成子细胞的过程。细胞分裂有三种形式：无丝分裂、有丝分裂和减数分裂（成熟分裂），其中有丝分裂是最普遍的细胞分裂方式。细胞增殖周期指细胞从前次分裂结束到下次分裂结束为止的整个过程，简称细胞周期。在细胞周期中，包括分裂期和间期，分裂期过程短，绝大部分是间期（图1-13）。

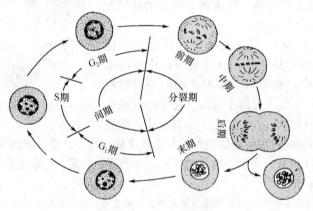

图1-13　细胞周期

（一）细胞间期

在此期，细胞主要是合成DNA，使染色质增加1倍，为细胞分裂做好准备。间期又分为DNA合成前期（G_1期）、DNA合成期（S期）和DNA合成后期（G_2期），G_2期后进入分裂期。分裂后的子细胞进入G_1期后有三种前途。①增殖细胞：从G_1期又进入S期，保持旺盛的分裂能力。例如骨骼细胞、表皮基底层细胞。②暂不增殖细胞：这类细胞进入休止期（G_0期）。只有需要时，如损伤、手术等，才进入S期继续增殖。例如，肝细胞等。③不增殖细胞：此种细胞进入G_1期后，失去分裂功能，通过分化成熟，行使细胞功能，直到衰老死亡。例如，成熟的红细胞、高度分化的神经细胞。

考点：分裂各期染色质的变化特点

（二）分裂期（M期）

有丝分裂是体细胞增殖的主要形式。细胞一分为二是一个连续的过程，为了方便描述，人为分前、中、后、末四个时期（图1-14）。

1. 前期　染色质螺旋化变短变粗，形成染色体。核膜、核仁消失。中心粒复制成两对，并向两极移动，发出放射状的纺锤丝，形成纺锤体。

2. 中期　染色体高度浓缩。在纺锤丝牵引下，染色体的着丝粒排列于细胞中央的赤道面上。

3. 后期　每条染色体纵裂为两条染色单体，分别向两极移动。全部染色体等分为两群，位于细胞两极。与此同时，细胞拉长，细胞中部缩窄。

4. 末期　染色体螺旋解开，变细变长，恢复到染色质。核膜与核仁重新出现。细胞从中央向内缢缩（陷），最后分裂为两个子细胞。

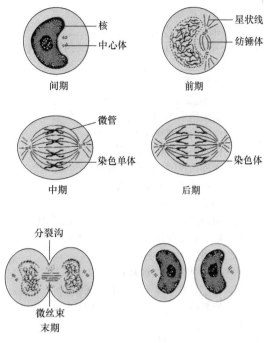

图 1-14　细胞有丝分裂

链接 肿瘤细胞的无限增殖与癌症的表达

研究发现，肿瘤的长大不是由于肿瘤细胞的迅速增殖所形成的。一种原因可能是由于肿瘤细胞处于 G_0 期的细胞少，它比正常组织有较多的细胞参加增殖周期；另一种原因是肿瘤细胞增殖的无极限性。也有研究发现细胞癌基因和抑癌基因编码的蛋白质对正常细胞的生长、分化是极为重要的。如果癌基因与抑癌基因的表达改变可导致正常细胞的生长失控引起肿瘤的发生，也就是细胞癌基因表达失去控制，而抑癌基因表达受抑制。

四、细胞的分化

细胞分化是指一种类型的细胞在形态结构、生理功能和生物化学特性等方面稳定地转变为另一种类型细胞的过程。例如，人胚胎干细胞分化为人体各种组织细胞，造血干细胞分化为各种血细胞等。

五、细胞凋亡

考点: 细胞凋亡的概念

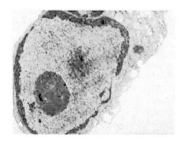

图 1-15　细胞凋亡的电镜图示（凋亡小体）

1. 细胞凋亡（cell apoptosis）　是细胞在内外环境中各种凋亡信号的精密调控下，按严格程序主动的生理性死亡。早在 20 世纪 60 年代就有人描述过细胞凋亡现象，直到 1972 年 Kerr 等才首先提出细胞凋亡的概念，到 20 世纪 90 年代初随着分子生物学，特别是基因调控理论的发展，细胞凋亡重新受到重视，研究工作有了突破性进展。

2. 细胞凋亡的形态学变化　细胞在凋亡的过程中，有着典型的形态学变化：①细胞核固缩，染色质凝集向核膜边集聚，核碎裂但核膜完整；②凋亡小体（图 1-15）形成，即细胞膜出芽、脱落，形成大小不等的膜包裹小体；③细胞膜和细胞器基本保持正常；④DNA 以核小体为单位降解，凝胶电泳呈梯状图谱。

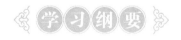

1. 组织学及胚胎学的概念及其在医学中的地位。
2. 学习组织胚胎学的观点及研究方法。
3. 组织学与胚胎学的常用技术、发展史与新进展。

自　测　题

一、名词解释

1. 单位膜
2. 细胞周期

二、填空题

1. 细胞膜在电镜下的三层结构称为_____。
2. 细胞膜的分子结构由_____和_____构成。

3. 提供能量的细胞器是_____。
4. 参与细胞分泌功能的细胞器是_____。
5. 参与脂类、糖类、激素和物质或药物的代谢等功能的细胞器是_____。

三、单项选择题

1. 参与合成蛋白质的细胞器是
   A. 滑面内质网和游离核糖体
   B. 粗面内质网和高尔基复合体
   C. 粗面内质网和游离核糖体
   D. 滑面内质网和粗面内质网
   E. 高尔基复合体和溶酶体
2. 参与细胞分泌功能的细胞器是
   A. 滑面内质网   B. 粗面内质网
   C. 高尔基复合体   D. 线粒体
   E. 溶酶体
3. 含有多种水解酶的细胞器是
   A. 高尔基复合体   B. 线粒体
   C. 核糖体   D. 中心粒
   E. 溶酶体
4. 不属于细胞器的是
   A. 线粒体   B. 微体

C. 溶酶体   D. 糖原
E. 内质网
5. 参与分解过氧化氢的细胞器是
   A. 高尔基复合体   B. 线粒体
   C. 微体   D. 中心粒
   E. 溶酶体
6. 被称为"动力工厂"的细胞器是
   A. 高尔基复合体   B. 线粒体
   C. 核糖体   D. 中心粒
   E. 溶酶体
7. 遗传信息主要存在于
   A. 核仁   B. 核基质
   C. 核被膜   D. 核孔
   E. 染色质或染色体

四、问答题

1. 细胞膜的液态镶嵌模型结构是怎样的？有何生理意义？
2. 胞质中有哪些主要细胞器？有何生理意义？
3. 什么是细胞周期？细胞周期可分为几个期？各期的特点是什么？

第2章 上皮组织

上皮组织（epithelial tissue）由大量密集排列的上皮细胞和少量细胞间质构成，上皮细胞呈现明显的极性，一面朝向身体表面或有腔器官的腔面，称游离面；另一面朝向深部的结缔组织，称基底面。上皮细胞基底面附着于基膜，基膜是一薄膜，上皮细胞借此膜与结缔组织相连。上皮组织中没有血管，细胞所需的营养依靠结缔组织内的血管透过基膜供给。上皮组织中分布着丰富的神经末梢，可感受各种刺激。

根据功能，上皮组织可分为被覆上皮、腺上皮和感觉上皮。被覆上皮被覆于人体表面和体内管腔及囊的内表面，主要具有保护和吸收功能；腺上皮构成腺，以分泌功能为主。

第1节 被覆上皮

一、被覆上皮的分类和结构

被覆上皮（covering epithelium）按照上皮细胞层数和形态结构分为两类（图1-1）。①单层上皮（simple epithelium）：由一层细胞组成，所有细胞的基底端都附着于基膜，游离端可伸到上皮表面。②复层上皮（stratified epithelium）：由多层细胞组成，最深层的细胞附着于基膜上。

考点： 被覆上皮的分类与分布

```
              ┌─ 单层扁平(鳞状)上皮 ┌─ 内皮：心、血管和淋巴管的腔面
              │                    ├─ 间皮：胸膜、心包膜和腹膜的表面
     单层上皮 ┤                    └─ 其他：肺泡和肾小囊壁层等的上皮
              ├─ 单层立方上皮：肾小管和甲状腺滤泡等
              ├─ 单层柱状上皮：胃、肠和子宫等的腔面
              └─ 假复层纤毛柱状上皮：呼吸管道等
              ┌─ 复层扁平(鳞状)上皮 ┌─ 未角化型：口腔、食管和阴道等的腔面
     复层上皮 ┤                    └─ 角化型：皮肤的表皮
              └─ 变移上皮：肾盏、肾盂、输尿管和膀胱等的腔面
```

图 1-1 被覆上皮的类型和主要分布

（一）单层扁平上皮

单层扁平上皮由一层扁平细胞组成（图2-2）。由表面看，细胞呈不规则形或多边形，细胞核呈椭圆形，位于细胞中央，细胞边缘呈锯齿状或波浪状，互相嵌合。由上皮的垂直切面看，细胞核呈扁圆形，胞质很薄，含核的部分略厚。

分布在心、血管和淋巴管腔面的单层扁平上皮称内皮（endothelium）（图2-3）。内皮细胞很薄，游离面光滑，有利于血液和淋巴液流动及物质透过。分布在胸膜、腹膜和心包膜表面的单层扁平上皮称间皮（mesothelium）（图2-4），细胞游离面湿润光滑，便于内脏运动。

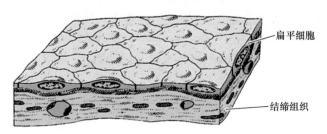

扁平细胞

结缔组织

图 2-2 单层扁平上皮

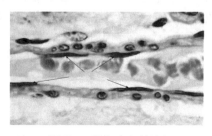

图 2-3 内皮（↑所示）

（二）单层立方上皮

单层立方上皮由一层立方形细胞组成（图2-5）。从上皮表面看，细胞呈六角形或多角形；由上皮的垂直切面看，细胞呈立方形。核圆形，细胞中央。这种上皮主要分布于甲状腺、肾小管等处，具有分泌和吸收的功能。

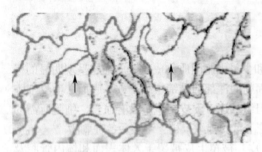

图2-4　间皮（↑所示）

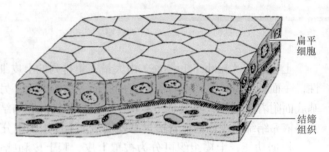

图2-5　单层立方上皮

（三）单层柱状上皮

单层柱状上皮由一层棱柱状细胞组成。从表面看，细胞呈六角形或多角形；由上皮垂直切面看，细胞呈柱状（图2-6），细胞核呈长椭圆形，多位于细胞近基底部。主要分布于胃、肠等处，具有吸收或分泌功能。在小肠和大肠的单层柱状上皮中有许多散在的杯状细胞。杯状细胞形似高脚酒杯，细胞顶部膨大，充满黏液性分泌颗粒，基底部较细窄，胞核染色较深位于基底部。杯状细胞是一种腺细胞，分泌黏液，有润滑和保护上皮的作用。

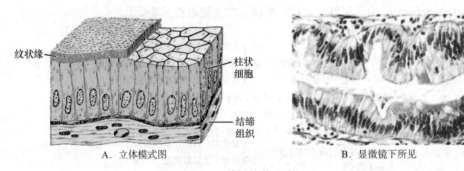

A. 立体模式图　　　　　　　B. 显微镜下所见

图2-6　单层柱状上皮

案例2-1

患儿，男，10月龄。患儿于3天前突然腹泻，水样便，呈蛋花状，每日10次以上，伴有高热，体温38～39℃，时有呕吐，呈凝乳块，患儿系人工喂养，入院前未服用任何药物，食欲差，小便次数明显减少，患儿精神差，近日病情有所加重，于2002年12月22日来医院就诊。体格检查：前囟未闭，凹陷，高热面容，呈中度脱水貌，呼吸快，口唇黏膜樱桃红色，浅表淋巴结未触及，心脏听诊心率快，未闻及杂音，双肺呼吸音清，呼吸频率加快，腹软，肝未及肿大，肠鸣音亢进。经补液、纠正电解质紊乱、抗病毒等综合治疗，患儿于1周后痊愈出院。

　　问题：　1. 该患儿消化管黏膜上皮中哪种结构遭到破坏，这种结构的生理功能是什么？
　　　　　　　2. 该患儿腹泻的原因是什么？

轮状病毒肠炎又称秋冬季腹泻，多发生在6～24个月婴幼儿。起病急，常伴发热和上呼吸道感染症状，无明显感染中毒症状。病初1～2天常发生呕吐，随后出现腹泻。大便次数多、量多、黄色水样或蛋花样便带少量黏液，无腥臭味，常伴脱水、酸中毒及电解质紊乱。病毒侵入肠道后，在小肠绒毛顶端的柱状上皮细胞上复制，使细胞发生空泡变性和坏死，其微绒毛肿胀，排列紊乱和变短，受累的肠黏膜上皮细胞脱落，遗留不规则的裸露病变，致使小肠黏膜吸收水和电解质受损，肠腔内大量积聚而引起腹泻。

（四）假复层纤毛柱状上皮

假复层纤毛柱状上皮由柱状细胞、杯状细胞、梭形细胞和锥体形细胞组成。柱状细胞游离面具有纤毛。由于几种细胞高矮不等，只有柱状细胞和杯状细胞的顶端伸到上皮游离面，细胞核的位置也高

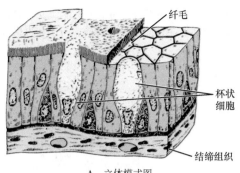
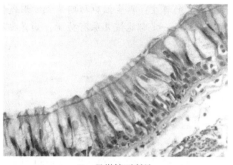

A. 立体模式图　　　　　　　　　　　　B. 显微镜下所见

图 2-7　假复层纤毛柱状上皮

低不一，故从上皮垂直切面看很像复层上皮。但这些细胞的基底端都附在基膜上，故实际仍为单层上皮（图 2-7）。此种上皮主要分布于呼吸道黏膜表面，有保护和分泌的功能。

（五）复层扁平（鳞状）上皮

复层扁平上皮由多层细胞组成（图 2-8）。由上皮的垂直切面看，细胞的形状和厚薄不一。紧靠基膜的一层细胞为立方形或矮柱状，此层以上是数层多边形细胞，再上为梭形细胞，浅层为几层扁平细胞。最表层的扁平细胞已退化，并不断脱落。基底层的细胞较幼稚，具有旺盛的分裂能力，新生的细胞渐向浅层移动，以补充表层脱落的细胞。这种上皮与深部结缔组织的连接面起伏不平，扩大了两者的连接面。

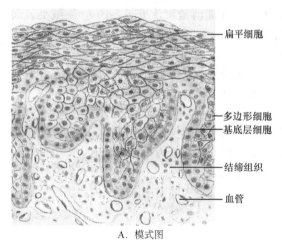
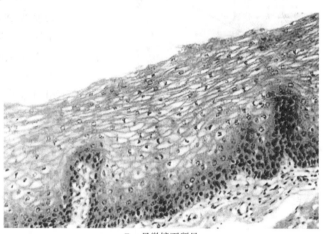

A. 模式图　　　　　　　　　　　　　　B. 显微镜下所见

图 2-8　复层扁平上皮

复层扁平上皮具有很强的机械性保护作用，主要分布于口腔、食管和阴道等腔面和皮肤表面，具有耐摩擦和阻止异物侵入等作用。受损伤后，上皮有很强的修复能力。

复层扁平上皮分布于皮肤的表皮，其浅层细胞核消失，细胞质内充满大量角蛋白，并不断脱落（鳞屑或头皮屑），为角化型；分布于口腔、食管和阴道等处的黏膜，其浅层细胞可见细胞核，细胞质内角蛋白少，为非角化型。

（六）变移上皮

变移上皮又称移行上皮，由多层细胞组成（图 2-9A），上皮细胞的形状和层数可随所在器官的收缩与扩张而发生变化。衬贴在排尿管道（肾盏、肾盂、输尿管和膀胱）的腔面。当膀胱排空缩小时，上皮变厚，细胞层数较多，此时表层细胞呈大立方形，胞质丰富，有的细胞含两个细胞核；中层细胞为多边形或梨形；基底细胞为矮柱状或立方形（图 2-9B）。当膀胱充盈扩张时，上皮变薄，细胞层数减少，细胞形状也变扁。

链接 上皮细胞的再生

　　鳞状上皮的再生：单纯的鳞状上皮再生只见于生理状态及糜烂等浅表的损伤。若溃疡深及深部组织时，与上皮增生的同时，又有结缔组织、血管、神经组织的增生。

　　黏膜柱状上皮的再生：再生细胞初期是立方形或低矮的幼稚形细胞，以后逐渐分化成柱状上皮细胞，并构成管状腺。但再生腺体不一定都能恢复原有功能，如胃黏膜处新生的腺体，不能恢复分泌功能，而子宫内膜再生的腺体完全具有正常的分泌机能。

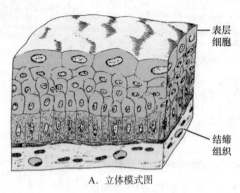

A. 立体模式图　　　　　　　　　　　B. 显微镜下所见

图 2-9　变移上皮

考点：上皮细胞的游离面、侧面和基地面上主要的特殊结构

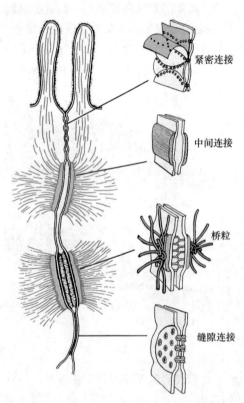

图 2-10　单层柱状上皮细胞间的连接超微结构

二、上皮组织的特殊结构

（一）上皮细胞的游离面

　　1. 微绒毛（microvillus）　是上皮细胞游离面伸出的细小指状突起，电镜下才能清楚辨认（图 2-10）。微绒毛表面为细胞膜，内为细胞质。胞质中含有许多纵行的微丝。微绒毛扩大了细胞的表面积，利于细胞的吸收。具有活跃吸收功能的上皮细胞有许多较长的微绒毛，且排列整齐，在高倍镜下可见细胞游离面显纵纹状的纹状缘或刷状缘（图 2-6A）。

　　2. 纤毛（cilium）　是细胞游离面伸出的能摆动的较长的突起，比微绒毛粗且长，在光镜下可分辨（图 2-7B）。纤毛具有一定方向节律性摆动的能力。如呼吸道大部分的腔面为有纤毛的上皮，纤毛的定向摆动，可将被吸入的灰尘和细菌等排出。电镜下可见纤毛表面有细胞膜，内为细胞质，其中有纵向排列的微管。

（二）上皮细胞的侧面

　　细胞排列密集，细胞间隙很窄，在细胞相邻面形成特殊构造的细胞连接（图 2-10）。

　　1. 紧密连接（tight junction）　这种连接呈点状、斑状或带状，位于相邻细胞间隙的顶端侧面，呈箍状环绕细胞。紧密连接除有机械连接作用外，更重要的是封闭细胞顶部的细胞间隙，阻挡细胞外的大分子物质经细胞间隙进入组织内。

　　2. 中间连接（intermediate junction）　位于紧密连接下方，相邻细胞间有间隙，间隙中有较致密的丝状物连接相邻细胞的膜。胞质面附着有薄层致密物质和细丝，有牢固的连接作用。

　　3. 桥粒（desmosome）　呈斑状，大小不等，位于中间连接的深部，连接区有细胞间隙，间隙中央有一条致密的中间线。细胞膜的胞质面有较厚的致密物质构成的附着板，板上有许多张力丝附着。桥粒是一种很牢固的细胞连接，在易受机械性刺激和摩擦的复层扁平上皮中多见。

　　在某些上皮细胞的基底面，即与深层结缔组织的相邻面，还可见半桥粒（图 2-11）。半桥粒为上皮细胞一侧形成桥粒一半的结构，将上皮细胞固着在基膜上。

　　4. 缝隙连接（gap junction）　又称通信连接。细胞间隙很窄，相邻细胞中有许多相连通的小管，借此传递化学信息和电信息。

　　以上四种连接，只要有两种或两种以上的连接相邻存在，即可称连接复合体（junctional complex）。

（三）上皮细胞的基底面

1. 基膜（basement membrane） 又称基底膜，是上皮基底面与深部结缔组织间的薄膜。基膜由上皮和其下方的结缔组织共同产生。电镜下可分为基板和网板两层（图 2-11）。基膜除有支持和连接作用外，还是半透膜，有利于上皮细胞与深部结缔组织进行物质交换。

2. 质膜内褶（plasma membrane infolding） 是上皮细胞基底面的细胞膜折向胞质所形成的许多内褶（图 2-12）。质膜内褶的主要作用是扩大细胞基底部的表面积，有利于水和电解质的迅速转运。由于转运过程中需要消耗能量，故在质膜内褶附近的胞质内，含有许多纵行排列的线粒体。

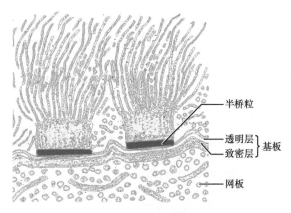

图 2-11　半桥粒和基膜超微结构

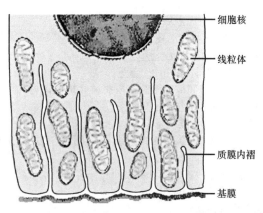

图 2-12　上皮细胞基底面质膜内褶超微结构

第 2 节　腺上皮和腺

具有分泌功能的上皮称腺上皮，以腺上皮为主要成分组成的器官称腺（gland）。腺体分为外分泌腺和内分泌腺。

一、外分泌腺和内分泌腺

腺体有导管通到器官腔面或身体表面，分泌物经导管排出，称外分泌腺（exocrine gland），如汗腺、胃腺等；腺体没有导管，分泌物经血液和淋巴输送，称内分泌腺（endocrine gland），如甲状腺、肾上腺等。内分泌腺分泌的物质称为激素。

二、外分泌腺的结构和分类

按组成外分泌腺的细胞数目，外分泌腺可分为单细胞腺和多细胞腺。人体中大多数腺是多细胞腺。多细胞腺大小不等，一般由分泌部和导管两部分组成。

1. 分泌部 一般由一层细胞组成，中央有腺腔。分泌物由腺腔经导管排出。根据分泌部的形状，外分泌腺可分为管状腺、泡状腺和管泡状腺（图 2-13）。根据分泌物的性质，一些外分泌腺又可分为浆液性腺、黏液性腺和混合性腺。

2. 导管 与分泌部相连，由单层或复层上皮构成。导管的主要作用是排出分泌物，但有些腺的导管还有吸收水、电解质及分泌作用。

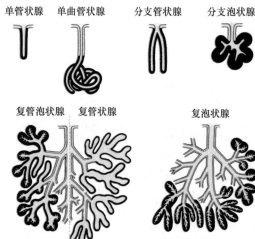

图 2-13　外分泌腺的形态分类

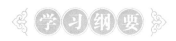

1. 掌握上皮组织的一般结构特点；被覆上皮的分类，各类被覆上皮的结构特点及分布。
2. 了解细胞表面的特化结构及功能。

自 测 题

一、名词解释

1. 微绒毛 2. 纤毛 3. 缝隙连接 4. 基膜
5. 中间连接 6. 桥粒 7. 腺 8. 腺上皮

二、填空题

1. 衬贴于心血管腔面的单层扁平上皮称为_____。
2. 分布于胸腹膜和心包膜表面的单层扁平上皮称为_____。
3. 光镜下所见的纹状缘或刷状缘，在电镜下为_____。
4. 假复层纤毛柱状上皮分布于_____。
5. 膀胱黏膜的上皮是_____。
6. 纤毛内有纵行排列的_____。
7. 能封闭细胞间隙，限制物质扩散并构成体内屏障结构基础的细胞连接是_____。
8. 最牢固的细胞连接是_____。
9. 位于上皮基底面与结缔组织之间的一层薄膜称为_____。
10. 能扩大上皮细胞基部的表面积，有利于水分和电解质转运的结构是_____。

三、单项选择题

1. 关于上皮组织的描述，下列错误的是
   A. 上皮细胞有明显的极性
   B. 分为游离面、基底面和侧面
   C. 细胞多而密集排列，间质少
   D. 上皮借基膜与结缔组织相连
   E. 有丰富的血管分布
2. 被覆上皮的分类依据是
   A. 细胞层次与功能   B. 细胞形态与数量
   C. 细胞层次与形态   D. 细胞形态与功能
   E. 细胞分布与功能
3. 复层扁平上皮分布于
   A. 血管   B. 食管
   C. 胃   D. 气管
   E. 膀胱
4. 不含有杯状细胞的上皮是
   A. 小肠黏膜上皮   B. 胃黏膜上皮
   C. 大肠黏膜上皮   D. 气管黏膜上皮
   E. 支气管黏膜上皮
5. 关于复层扁平上皮的描述，错误的是
   A. 由多层细胞组成
   B. 表层细胞为扁平形
   C. 基底细胞有较强的分裂增殖能力
   D. 上皮组织与结缔组织的连接面较平坦
   E. 人体最耐受摩擦的上皮
6. 关于假复层纤毛柱状上皮的描述，错误的是
   A. 细胞形状不同，高矮不等
   B. 细胞基部均附着于基膜上
   C. 细胞表面均有纤毛
   D. 柱状细胞间常夹有杯状细胞
   E. 分布于呼吸道的腔面
7. 关于变移上皮的描述，错误的是
   A. 上皮的厚度可发生变化
   B. 细胞层数和形态可发生变化

C. 当器官收缩时细胞层数可增多
D. 表层细胞有防止尿液侵蚀作用
E. 表层细胞常有角化

8. 内皮是指
   A. 分布于胸膜表面的单层扁平上皮
   B. 衬贴于心血管腔面的单层扁平上皮
   C. 分布于肺泡表面的上皮
   D. 分布于肾小囊壁层的单层扁平上皮
   E. 分布于心包膜表面的单层扁平上皮
9. 单层柱状上皮分布于
   A. 动脉   B. 胃肠
   C. 气管   D. 膀胱
   E. 食管
10. 关于微绒毛的描述，错误的是
    A. 上皮细胞游离面的胞质和胞膜向外伸出的细小指状突起
    B. 内含有纵行的微管
    C. 形成光镜下所见的纹状缘或刷状缘
    D. 与细胞的吸收功能有关
    E. 增加细胞的表面积
11. 关于纤毛的描述，错误的是
    A. 位于上皮细胞的游离面
    B. 细胞胞膜和胞质外伸的细长突起
    C. 内含有纵行的微管
    D. 有节律地定向摆动
    E. 参与细胞的吸收功能
12. 下列不属于细胞之间的连接的是
    A. 桥粒   B. 中间连接
    C. 半桥粒   D. 缝隙连接
    E. 紧密连接
13. 封闭细胞间隙并构成体内屏障基础的细胞连接是
    A. 桥粒   B. 中间连接
    C. 紧密连接   D. 缝隙连接
    E. 半桥粒
14. 下列不属于细胞连接功能的是
    A. 封闭细胞间隙   B. 维持细胞形态
    C. 构成细胞间通道 D. 传导电冲动
    E. 增加细胞膜通透性
15. 关于基膜的描述，错误的是
    A. 位于上皮基底面与结缔组织之间
    B. 由基板和网板构成
    C. 基板和网板均由上皮细胞产生
    D. 呈 PAS 反应阳性而被染成紫红色
    E. 具有支持、连接作用和半透膜性质
16. 质膜内褶的功能是
    A. 加强支持连接   B. 促进水和电解质转运
    C. 促进蛋白质吸收 D. 促进细胞分泌
    E. 传递细胞信息

四、问答题

1. 试述上皮组织的一般特征、分布、分类和功能。
2. 试述被覆上皮的分类与分布。
3. 比较内皮和间皮的异同点。

第3章 结缔组织

结缔组织（connective tissue）由细胞和大量细胞间质构成，细胞散居于细胞间质内，分布无极性。结缔组织包括松软的固有结缔组织、较坚固的软骨与骨和液态的血液。固有结缔组织，按其结构和功能的不同又分为疏松结缔组织、致密结缔组织、脂肪组织和网状组织。结缔组织分布广泛，具有连接、支持、营养、保护等多种功能。

考点： 结缔组织的一般特征和分类

一、疏松结缔组织

疏松结缔组织（loose connective tissue）又称蜂窝组织（areolar tissue），由多种细胞和大量细胞间质构成，排列稀疏，广泛分布于机体各种细胞、组织和器官之间（图3-1）。

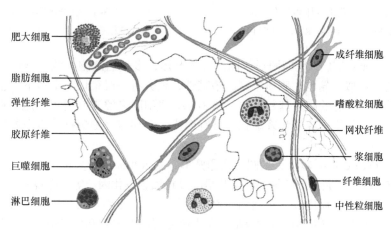

图 3-1　疏松结缔组织

案例3-1

患者，男，18岁。全身不适，寒战，发热，伴颈部疼痛1天就诊。主诉：5天前颈部出现小皮丘，没有在意。近2天扩大到整个颈部，皮肤发红，以小皮丘处为中心，持续性疼痛。体格检查：体温39℃，脉搏100次/分。颈部皮丘及四周大片皮肤红肿，边界不清，指压后稍褪色，上面有小水疱和点状的褐色小点。实验室检查：白细胞总数增加，中性粒细胞0.79，肝肾功能正常。经过颈部局部处理和全身应用抗菌类药物1周后好转。

问题：1. 该患者得的是什么病？
　　　2. 请将上述现象用本章所学的知识解释。

（一）细胞

疏松结缔的细胞种类较多，包括成纤维细胞、巨噬细胞、浆细胞、肥大细胞、脂肪细胞、未分化的间充质细胞等，分别具有不同的功能。

1. 成纤维细胞（fibroblast）　是疏松结缔组织的主要细胞，可产生纤维和基质。细胞扁平多突，呈星状，胞质较丰富呈弱嗜碱性。胞核较大，扁卵圆形，染色质疏松着色浅，核仁明显。电镜下，胞质内富含粗面内质网、游离核糖体和发达的高尔基复合体。成纤维细胞处于功能静止状态时，细胞变小，呈长梭形，胞核小，着色深，称为纤维细胞（fibrocyte）（图3-2）。

当局部组织发生炎症或受损时，在该处可集聚大量的成纤维细胞，并与增生的毛细血管共同修复创面，形成淡红色的新生组织。成纤维细胞在合成胶原纤维的过程中需要维生素C等，因此手术及创伤后应适当补充维生素C，以促进伤口愈合。糖皮质激素可抑制成纤维细胞合成蛋白质，有防止炎性组织粘连及瘢痕增生的功效。

2. 巨噬细胞（macrophage） 又称为组织细胞（histiocyte）。细胞形态多样，一般呈圆形或椭圆形，通常有钝圆形突起，功能活跃者，常伸出较长的伪足而形态不规则。胞核较小，卵圆形或肾形，着色深，胞质丰富，多呈嗜酸性，含空泡和异物颗粒。电镜下，细胞表面有许多皱褶和微绒毛，胞质内含大量溶酶体、高尔基复合体、吞噬体和吞饮小泡等（图 3-3）。巨噬细胞具有变形运动和强烈的吞噬功能，吞噬和清除异物及衰老的细胞，分泌多种生物活性物质及参与和调节人体免疫应答等功能。

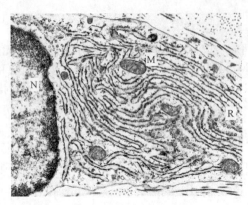

图 3-2　成纤维细胞电镜像

N. 细胞核；M. 线粒体；R. 粗面内质网

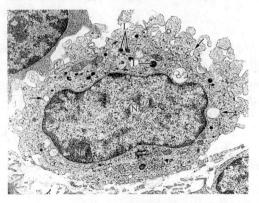

图 3-3　巨噬细胞电镜像

N. 细胞核；Nu. 核仁；L. 次级溶酶体

3. 浆细胞（plasma cell） 呈卵圆形或圆形，核圆形，多偏居细胞一侧，染色质成粗块状沿核膜内面呈辐射状排列，形似车轮状。胞质丰富，嗜碱性，核旁有一浅染区。电镜下，胞质内含有大量平行排列的粗面内质网和发达的高尔基复合体（图 3-4）。浆细胞来源于 B 淋巴细胞，在抗原的反复刺激下，B 淋巴细胞增殖、分化，转变为浆细胞，具有合成、储存与分泌免疫球蛋白即抗体的功能，参与体液免疫应答。

4. 肥大细胞（mast cell） 较大，呈圆形或卵圆形，胞核小而圆，多位于中央。胞质中充满粗大的异染性嗜碱性颗粒，内含组胺、白三烯、肝素和嗜酸性粒细胞趋化因子等。电镜下，可见颗粒内含指纹状或卷筒状的细小微粒。胞质内还有粗面内质网、高尔基复合体等（图 3-5）。肥大细胞常沿小血管和小淋巴管成群分布，主要参与机体的过敏反应。肥大细胞释放的组胺和白三烯能使微静脉和毛细血管扩张，通透性增加，组织水肿，还可使支气管平滑肌痉挛。肝素有抗凝血的作用。

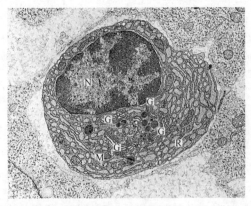

图 3-4　浆细胞电镜像

N. 细胞核；G. 高尔基体；M. 线粒体；R. 粗面内质网

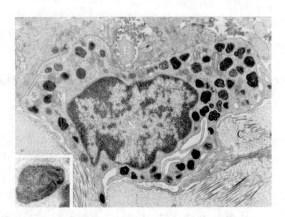

图 3-5　肥大细胞电镜像

N. 细胞核；M. 线粒体；G. 高尔基复合体；
C. 胶原纤维；E. 弹性纤维

5. 脂肪细胞（fat cell） 胞体较大，呈圆球形。胞质含大小不等的脂滴，胞质常被脂滴推挤到细胞周缘，核被挤压成扁圆形，连同部分胞质呈新月形，位于细胞一侧。在 HE 标本中，脂滴被溶解，细胞呈空泡状。脂肪细胞有合成和储存脂肪，参与脂质代谢的功能。

6. 未分化的间充质细胞（undifferentiated mesenchymal cell） 是结缔组织内一些较原始的细胞，具有分化潜能，其形态结构与成纤维细胞相似，但较小，在切片标本上不易区分。在一定条件下可增殖分化为成纤维细胞、脂肪细胞、血管内皮和平滑肌细胞等。

（二）细胞间质

疏松结缔组织细胞间质多，由纤维和基质组成。

1. 纤维　位于基质内，分为三种。

（1）胶原纤维（collagenous fiber）：数量最多，新鲜时呈白色，有光泽，又称白纤维。HE 染色切片中呈嗜酸性，着浅红色。纤维粗细不等，呈波浪形，并互相交织（图 3-1）。胶原纤维是由更细的胶原原纤维（collagenous fibril）集合而成。电镜下，胶原原纤维呈现出具有 64nm 明暗交替的周期性横纹（图 3-6）。胶原纤维的韧性大，抗拉力强。

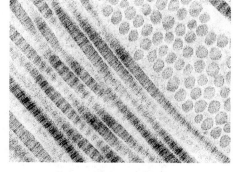

图 3-6　胶原原纤维电镜像

案例3-2

患者，男，36 岁。个体经营者。因骑摩托车摔伤就诊。体格检查：患者神清，呼吸、脉搏、体温、血压正常。右大腿前中部见大片血迹，立即剪开右下裤腿发现右大腿前正中有 5cm 的伤口，出血不止。经过皮肤消毒、局部清创、充分止血、缝合、包扎等处理，并予抗菌类药物预防感染等治疗，伤口痊愈出院。

问题：1. 该伤口修复中有哪些细胞参与？其过程如何？
　　　2. 该患者会留下终身瘢痕吗？为什么？

链接 创伤与修复

人体的创伤可分为损伤和无菌创伤（外科手术等）它们都存在组织修复，轻度的创伤仅限于表皮，可通过上皮再生迅速愈合。深度的创伤则出现皮肤、皮下组织、肌组织的损伤及断裂（即伤口）。伤口形成后，首先是出血形成凝块，然后是炎性细胞浸润，纤维结缔组织细胞增生形成肉芽组织来填平伤口，血管的长入和成纤维细胞的增多，使局部血管减退，肉芽组织改建成新生的结缔组织而恢复。全部过程需要维生素参与，消耗大量的胶原蛋白，因此，创伤的患者要补充足够的维生素和蛋白质。

（2）弹性纤维（elastic fiber）：新鲜状态下呈黄色，又称黄纤维，有分支并互相交织成网（图 3-1）。在 HE 标本中，着色轻微。弹性纤维较细，具有很强的弹性，与胶原纤维交织在一起，使疏松结缔组织既有弹性又有韧性。

（3）网状纤维（reticular fiber）：较细，分支多，交织成网。HE 染色标本上不易着色，用银染法，网状纤维呈黑色，故又称嗜银纤维（图 3-7）。网状纤维多分布在结缔组织与其他组织交界处，如基膜的网板、毛细血管、平滑肌细胞的周围。

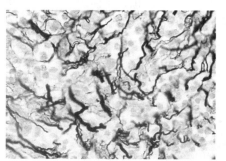

图 3-7　网状纤维

2. 基质（ground substance）　是一种无色透明的胶状物质，具有一定黏性。构成基质的主要成分为蛋白多糖，蛋白多糖是由蛋白质与大量多糖结合成的大分子复合物，其中多糖主要是透明质酸，其次是硫酸软骨素等。蛋白多糖复合物的立体构型形成有许多微孔隙的分子筛，小于孔隙的水和溶于水的营养物、代谢产物、激素、气体分子等可以通过，便于血液与细胞之间进行物质交换。大于孔隙的大分子物质，如细菌等不能通过，使基质成为限制细菌扩散的防御屏障。

在基质中还有少量的液体，称为组织液（tissue fluid）。组织液是从毛细血管动脉端渗入基质内的液体，经毛细血管静脉端和毛细淋巴管回流入血液或淋巴，组织液不断更新，有利于血液与细胞进行物质交换，成为组织和细胞赖以生存的内环境。

链接 蜂窝织炎

蜂窝织炎是指体内疏松结缔组织的急性化脓性炎症，正常情况下，疏松结缔组织内透明质酸等链状大分子组成的分子筛能阻止病原微生物侵入和扩散，从而防止了病原微生物的扩散。有些病原体入侵人体后，在疏松结缔组织内增殖，释放出各种毒素，使机体受伤中毒，另一些细菌（如链球菌）能释放一种透明质酸酶，它能水解疏松结缔组织内的透明质酸，打开分子筛，使细菌及其产生的毒素得以广泛扩散，引起机体局部强烈的炎症反应和全身症状，严重时可导致死亡，在临床上应高度重视。

二、致密结缔组织

致密结缔组织（dense connective tissue）是一种以纤维为主要成分的固有结缔组织，纤维粗大，排列致密，以支持和连接为其主要功能。致密结缔组织包括：①规则致密结缔组织（图3-8），主要构成肌腱和腱膜；②不规则致密结缔组织（图3-9），见于真皮、硬脑膜、巩膜等处；③弹性组织，以弹性纤维为主，如项韧带等。

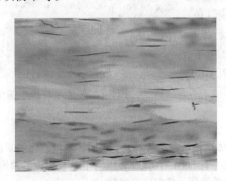 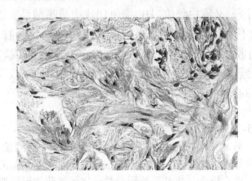

图 3-8　规则致密结缔组织　　　　　　　　图 3-9　不规则致密结缔组织

三、脂 肪 组 织

脂肪组织（adipose tissue）主要由大量群集的脂肪细胞构成，由疏松结缔组织分隔成许多脂肪小叶（图3-10）。其主要分布在皮下、网膜和系膜等处，约占成人体重的10%，是体内最大的储能库，参与能量代谢，并具有产生热量、维持体温、缓冲保护和支持填充等作用。

四、网 状 组 织

网状组织（reticular tissue）是造血器官和淋巴器官的基本组织成分，由网状细胞、网状纤维和基质构成（图3-11）。网状细胞为星形多突起细胞，其突起彼此连接成网，胞质弱嗜碱性，核较大、椭圆形、染色浅、核仁清楚，网状细胞产生网状纤维。网状纤维分支连接成网，与网状细胞共同构成支架，为淋巴细胞发育和血细胞发生提供适宜的微环境。它主要分布于淋巴结、脾、扁桃体及红骨髓中。

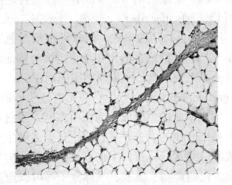 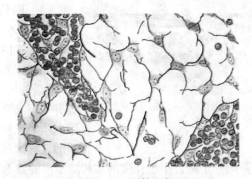

图 3-10　脂肪组织　　　　　　　　　　图 3-11　网状组织

链接 结缔组织疾病

结缔组织疾病是一组多器官多系统结缔组织受累的炎症性疾病，与免疫异常有关，属于自体免疫性疾病，包含全身性系统性红斑狼疮、类风湿关节炎、风湿热、干燥综合征、硬皮病、白塞综合征等，可以单个或两个以上疾病同时存在。若有两个或两个以上疾病同时存在者，称重叠综合征。

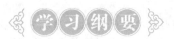

1. 掌握结缔组织的特点和分类；疏松结缔组织中各种成分的形态特点及功能。
2. 熟悉致密结缔组织的分类和特点；脂肪组织的分类和特点。
3. 了解网状组织的特点和功能。

自 测 题

一、名词解释

组织液

二、填空题

1. 产生纤维和基质，参与机体创伤或炎症修复的细胞是_____。
2. 浆细胞的功能是_____。
3. 提呈抗原，参与免疫应答的结缔组织的细胞是_____。
4. 在特定条件下，能释放组胺和白三烯等，引起机体过敏反应的结缔组织的细胞是_____。

三、单项选择题

1. 关于结缔组织的描述，错误的是
   A. 细胞数量少，种类多
   B. 细胞间质多，含有纤维、基质和组织液
   C. 细胞有极性，分散于间质中
   D. 有丰富的血管分布
   E. 在体内分布广泛
2. 具有韧性及可耐受强大拉力的纤维是
   A. 网状纤维　　　　B. 胶原原纤维
   C. 微原纤维　　　　D. 弹性纤维
   E. 胶原纤维
3. 嗜银纤维是指
   A. 网状纤维　　　　B. 胶原原纤维
   C. 微原纤维　　　　D. 弹性纤维
   E. 胶原纤维
4. 蜂窝组织是指
   A. 疏松结缔组织　　B. 致密结缔组织
   C. 网状组织　　　　D. 脂肪组织
   E. 软骨组织
5. 与产生纤维和基质无关的细胞是
   A. 成纤维细胞　　　B. 软骨细胞
   C. 成骨细胞　　　　D. 血管壁平滑肌细胞
   E. 浆细胞
6. 在特定条件下，能释放组胺和白三烯，引起机体过敏反应的细胞是
   A. 成纤维细胞　　　B. 巨噬细胞
   C. 肥大细胞　　　　D. 浆细胞
   E. 网状细胞
7. 关于浆细胞的描述，错误的是
   A. 圆形或卵圆形
   B. 核圆形，偏居细胞一端，形如车轮状
   C. 胞质呈强嗜碱性
   D. 合成与分泌抗体，参与细胞免疫
   E. 来源于血液的 B 淋巴细胞
8. 关于巨噬细胞的描述，错误的是
   A. 大小不等，形态多样
   B. 胞质丰富，呈嗜碱性
   C. 胞质富含溶酶体
   D. 有较强的吞噬作用
   E. 来源于血液的单核细胞
9. 关于肥大细胞的描述，错误的是

　　A. 常成群分布于血管周围
　　B. 胞质充满异染性颗粒
　　C. 颗粒含有组胺和白三烯等
　　D. 引起过敏反应
　　E. 来源于骨髓的造血祖细胞
10. 与免疫功能无关的细胞是
　　A. 巨噬细胞　　　　B. 肥大细胞
　　C. 成纤维细胞　　　D. 浆细胞
　　E. 单核细胞
11. 来源于血液单核细胞的细胞是
　　A. 成纤维细胞　　　B. 巨噬细胞
　　C. 肥大细胞　　　　D. 浆细胞
　　E. 网状细胞
12. 具有合成与分泌蛋白质功能的细胞，其超微结构的特征是
　　A. 富含有滑面内质网和发达高尔基复合体
　　B. 富含有粗面内质网和发达高尔基复合体
　　C. 富含有溶酶体和发达高尔基复合体
　　D. 富含有滑面内质网和粗面内质网
　　E. 富含有线粒体和溶酶体
13. 具有吞噬、处理、呈递抗原功能的细胞是
　　A. 成纤维细胞　　　B. 巨噬细胞
　　C. 肥大细胞　　　　D. 浆细胞
　　E. 网状细胞
14. 能产生纤维和基质，参与创伤或炎症修复的细胞是
　　A. 成纤维细胞　　　B. 巨噬细胞
　　C. 肥大细胞　　　　D. 浆细胞
　　E. 网状细胞
15. 与肥大细胞的分泌物和功能相似的白细胞是
　　A. 中性粒细胞　　　B. 嗜酸性粒细胞
　　C. 嗜碱性粒细胞　　D. 单核细胞
　　E. 淋巴细胞
16. 不具有吞噬功能的细胞是
　　A. 巨噬细胞　　　　B. 少突胶质细胞
　　C. 肺尘细胞　　　　D. 中性粒细胞
　　E. 睾丸支持细胞
17. 能合成和分泌抗体的细胞是
　　A. 巨噬细胞　　　　B. 浆细胞
　　C. 肥大细胞　　　　D. 网状细胞
　　E. 成纤维细胞
18. 细胞胞质中含有溶酶体最多的细胞是
　　A. 肥大细胞　　　　B. 浆细胞
　　C. 巨噬细胞　　　　D. 网状细胞
　　E. 成纤维细胞
19. 关于组织液的描述，错误的是
　　A. 是从毛细血管静脉端渗出的液体
　　B. 富含有营养物质、O_2 和离子等
　　C. 与组织细胞进行物质交换
　　D. 处于不断更新和动态平衡
　　E. 回流入血液或淋巴
20. 关于网状组织的描述，错误的是

A．由网状细胞、网状纤维和基质组成

B．网状细胞产生网状纤维

C．网状纤维又称嗜银纤维

D．基质与疏松结缔组织的基质相同

E．参与造血器官微环境的构成

21．关于致密结缔组织的描述，错误的是

A．纤维数量多，粗大，排列紧密

B．细胞数量少，种类也少

C．基质相对较少

D．细胞主要为成纤维细胞

E．含有结缔组织三种纤维成分

22．下列哪种组织不属于固有结缔组织

A．致密结缔组织　　　B．脂肪组织

C．网状组织　　　D．疏松结缔组织

E．软骨与骨组织

四、问答题

1．试述结缔组织的一般特征、起源、功能和分类。

2．疏松结缔组织有哪些细胞和纤维？

3．试述浆细胞的来源、光镜及电镜结构特点、分布和功能。

第4章 软骨和骨

第1节 软骨组织和软骨

一、软骨组织

软骨组织由软骨细胞和细胞间质构成（图4-1）。软骨间质由基质及纤维构成。软骨基质呈凝胶状，主要由水和嗜碱性软骨黏蛋白组成。基质中含有胶原纤维和弹性纤维。软骨细胞位于软骨基质内，其所占据的空间称软骨陷窝，陷窝周围有一层含硫酸软骨素较多的基质，称软骨囊。靠近软骨膜的软骨细胞较幼稚，细胞扁而小，单个分布；位于软骨中部的软骨细胞大而圆，较成熟，成群分布，每群有2～8个细胞，又称同源细胞群。

二、软骨的分类和各类

软骨的结构特点软骨（cartilage）由软骨组织及其周围的软骨膜构成。软骨是固态的结缔组织，略有弹性，有一定的支持和保护作用。软骨膜由致密结缔组织构成，被覆在软骨的表面，主要起保护和营养作用。根据软骨组织所含纤维的不同，可将软骨分为透明软骨、纤维软骨和弹性软骨三种。

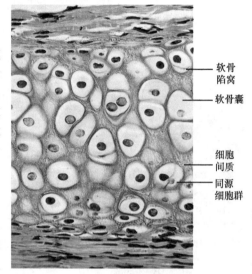

软骨
陷窝

软骨囊

细胞
间质

同源
细胞群

图4-1 透明软骨

考点：软骨的分类、结构特点及分布

（一）透明软骨

透明软骨（hyaline cartilage）分布于关节软骨、肋软骨及呼吸道等处。新鲜时呈淡蓝色半透明状，较脆易折。透明软骨基质较丰富，无胶原纤维，电镜下可见胶原原纤维交织排列，并与基质的折光率一致（图4-1）。

链接 肋软骨炎

肋软骨炎是指发生在肋软骨的慢性非特异性炎症，又称非化脓性肋软骨炎或肋软骨增生病，病因不明。一般认为与劳损或外伤有关。本病好发于20～30岁的女性，男女之比为1：9。以第2～5肋软骨为多见，受累肋软骨处有钝痛或锐痛，深吸气、咳嗽或患侧上肢活动时疼痛加剧，有时向肩、背部放射痛。

（二）纤维软骨

纤维软骨（fibrous cartilage）分布于椎间盘、关节盘及耻骨联合等处。其特点是基质很少，其中含有大量的胶原纤维束，平行或交叉排列。软骨细胞单个、成对或成单行排列，分布于纤维束间（图4-2）。软骨陷窝周围也可见软骨囊。

（三）弹性软骨

弹性软骨（elastic cartilage）分布于耳郭及会厌等处。其构造与透明软骨相似，但间质中有大量交织分布的弹性纤维（图4-3）。弹性软骨具有较强的弹性。

链接 软骨损伤的治疗——软骨移植和软骨组织工程

由于软骨再生能力较差，当外伤、炎症、肿瘤等原因使软骨损伤，一般不见软骨直接再生。但可通过软骨移植治疗，即用自身软骨或同种异体软骨移植，诱导新的软骨形成。对畸形进行整形手术，也可采用软骨移植。此外，软骨膜和骨膜再生能力较强，能形成软骨，也可通过移植软骨膜或骨膜修复治疗。因为自体软骨来源有限。异体软骨可被宿主排斥，所以软骨移植受到一定限制。近年来，利用软骨组织工程技术，可以在实验室制作人的耳形软骨、鼻形软骨、支气管软骨、半月板软骨和关节软骨等，为软骨疾病治疗开辟新的途径。

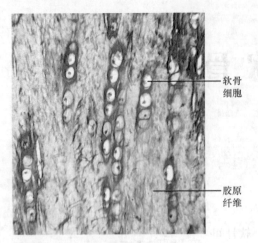

图 4-2　纤维软骨

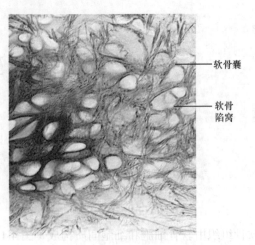

图 4-3　弹性软骨

第 2 节　骨组织和骨

骨由骨组织、骨膜及骨髓等构成。骨组织是坚硬而有一定韧性的结缔组织。

一、骨　组　织

骨组织（osseous tissue）由大量钙化的细胞间质及多种细胞组成（图 4-4）。

（一）细胞间质

细胞间质又称骨基质，由有机成分和无机成分构成。有机成分由成骨细胞分泌形成，包括大量胶原纤维及少量无定形凝胶状基质。无机成分又称骨盐，主要为羟磷灰石结晶。有机成分与无机成分的紧密结合使骨十分坚硬。骨基质结构呈板层状，称为骨板。同一骨板内的纤维相互平行，相邻骨板的纤维则相互垂直，如同多层木质胶合板，这种结构形式有效地增强了骨的支持力。

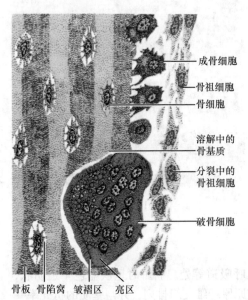

图 4-4　骨组织的骨板和各种细胞

（二）细胞

骨组织细胞包括骨原细胞、成骨细胞、骨细胞及破骨细胞四种。骨细胞最多，位于骨基质内，其余三种细胞均位于骨组织的边缘。

1. 骨细胞（osteocyte）　是有许多细长突起的细胞，胞体较小，呈扁椭圆形，其所在空隙称骨陷窝，突起所在的空隙称骨小管（图 4-5）。相邻骨细胞的突起以缝隙连接相连，骨小管则彼此连通。

2. 骨原细胞（osteogenic cell）　是骨组织中的干细胞，位于骨外膜及骨内膜贴近骨质处。细胞较小，呈梭形，核椭圆形，细胞质少，弱嗜碱性。当骨组织生长或改建时，骨原细胞能分裂分化为成骨细胞。

考点：成骨细胞形态结构和特点

3. 成骨细胞（osteoblast）　分布在骨组织表面（图 4-6）。胞体大呈矮柱状或椭圆形，并带有小突起，核大而圆、核仁清楚，胞质嗜碱性，含有丰富的碱性磷酸酶。电镜下可见大量粗面内质网和发达的高尔基复合体。当骨生长和再生时，成骨细胞分泌骨基质的有机成分，并将自身包埋于其中，称为类骨质（osteoid），有骨盐沉积后则变为骨组织，成骨细胞则成熟为骨细胞。

4. 破骨细胞（osteoclast）　主要分布在骨组织表面，数目较少。破骨细胞是一种多核的大细胞（图 4-6），一般含有 2～50 个核，光镜下，破骨细胞贴近骨质的一侧有纹状缘，胞质呈泡沫状。电镜下，纹状缘是由许多不规则的微绒毛组成，又称皱褶缘，其基部的胞质内含有大量的溶酶体和吞饮小泡。破骨细胞有溶解和吸收骨质的作用。

考点：破骨细胞的形态结构和功能

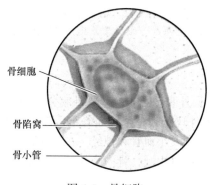
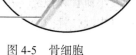

图 4-5　骨细胞

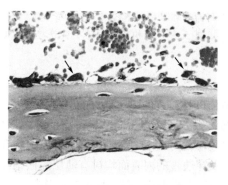

图 4-6　成骨细胞与破骨细胞

二、骨密质和骨松质的结构

长骨由骨松质、骨密质、骨膜、关节软骨及血管、神经等构成。

（一）骨松质

骨松质（spongy bone）分布于长骨的骨骺，是大量针状或片状骨小梁相互连接而成的多孔隙网架结构，网孔中充满红骨髓。骨小梁由数层平行排列的骨板和骨细胞构成（图 4-7）。

（二）骨密质

骨密质（compact bone）多分布于长骨骨干。骨密质内的骨板排列十分致密而规则，按骨板排列方式可分为环骨板、骨单位和间骨板（图 4-7）。

1. 环骨板（circumferential lamella）　分布于长骨干的外侧面及近骨髓腔的内侧面，分别称为外环骨板及内环骨板。外环骨板较厚，有 10～20 层，较整齐地环绕骨干排列。内环骨板较薄，仅由数层骨板组成，排列不甚规则。外环骨板及内环骨板均有横向穿越的小管，称穿通管，又称福克曼管。穿通管与纵行排列的骨单位中央管相通连，它们都是小血管、神经及骨膜成分的通道，并含有组织液。

2. 骨单位（osteon）　又称哈弗斯系统（Haversian system），是长骨干起支持作用的主要结构单位。骨单位位于内、外环骨板之间，数量较多，顺着长骨的纵轴平行排列，呈筒状，由 10～20 层同心圆排列的骨板即哈佛骨板围成，其中央有一条纵行小管，称中央管（central canal），也称哈弗斯管（Haversian canal）（图 4-7、图 4-8）。各层骨板之间有骨细胞，各层骨细胞的突起经骨小管穿越骨板相互连接。

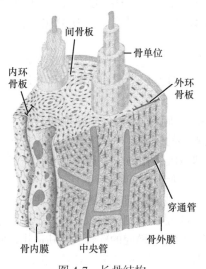

图 4-7　长骨结构

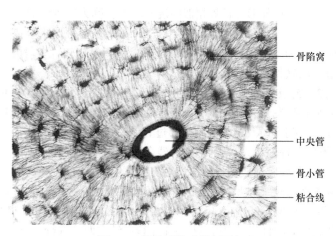

图 4-8　长骨磨片（横切面）

3. 间骨板（interstitial lamella）　是填充在骨单位之间的一些不规则的平行骨板（图 4-7），它们是原有的骨单位或内外环骨板未被吸收的残留部分，内有骨陷窝和骨小管。

链接 老年骨质疏松症

骨组织具有较明显的年龄性变化。从 50 岁开始，骨无机成分逐渐减少，钙的含量降低；有机成分中的胶原蛋白增多，胶原纤维增粗且排列不规则，密质骨变薄，松质骨骨小梁减少并变细。由于骨小梁表面质丢失，导致骨小梁变细、变薄，甚至部分结构碎裂，骨小梁连接性中断，因此，老年人骨组织呈多孔、疏松状态，密质骨萎缩变薄，成为老年骨质疏松症。

（三）骨膜

除关节面以外，骨的内、外表面分别覆以骨内膜和骨外膜（图4-7）。骨外膜分为两层：外层较厚，为致密结缔组织，纤维粗大而密集，有的纤维横向穿入外环骨板，称穿通纤维，起固定骨膜和韧带的作用；内层较薄，为疏松结缔组织，含骨原细胞和成骨细胞及小血管和神经。在骨髓腔面、骨小梁的表面、中央管及穿通管的内表面均衬有薄层疏松结缔组织，即骨内膜，骨内膜的纤维细而少，细胞常排列成一层，似单层扁平上皮，细胞间有缝隙连接。

链接 骨肉瘤

骨肉瘤是指骨组织的肿瘤细胞能直接形成肿瘤性类骨组织或骨组织的恶性肿瘤，占骨恶性肿瘤的约1/3。本病可发生于任何年龄，但多见于11～20岁的青少年，其次为21～30岁者。年龄越大，发病率越低。本病可发生于任何骨，以四肢长骨最为常见。在X线片显示为骨质浸润性破坏，边界不清，呈日光放射状阴影。

三、骨的发生

骨起源于骨原细胞，骨的发生有两种方式，即膜内成骨与软骨内成骨。

（一）膜内成骨

膜内成骨是指由含骨原细胞的结缔组织膜直接骨化而成。人体的顶骨、额骨和锁骨等以此种方式发生。首先，在将要形成骨的部位血管增生，间充质细胞渐密集并分化为骨原细胞，其中部分骨原细胞增大，分化为成骨细胞，成骨细胞分泌类骨质，并被包埋其中，成为骨细胞，类骨质再钙化形成骨组织。最早形成骨组织的部位称为骨化中心。新形成的骨组织表面始终保留着成骨细胞或骨原细胞，它们向周围逐渐形成初级骨小梁，进而形成初级骨松质。骨化过程由中心向周围不断扩展，骨松质不断增厚，骨化中心外周的间充质分化为骨膜。骨膜内的成骨细胞在骨松质表面成骨，形成骨密质，即内板和外板，两板之间的骨松质为板障。此后即进入生长与改建阶段。

（二）软骨内成骨

软骨内成骨是指由间充质先形成软骨雏形，然后软骨组织不断被骨组织取代。四肢骨、躯干骨及颅底骨等主要以此方式发生。现以长骨的发生为例（图4-8）叙述如下。

1. **软骨雏形** 形成在长骨将要发生的部位，间充质细胞密集并分化出骨原细胞，后者继而分化为软骨细胞。软骨细胞分泌软骨基质，细胞也被包埋其中，成为软骨组织。周围的间充质分化为软骨膜，于是形成一块外形与长骨相似的透明软骨，称为软骨雏形。

2. **骨领** 形成在软骨雏形中段软骨膜深层的骨原细胞分化为成骨细胞，成骨细胞在软骨表面产生类骨质，随后钙化为骨基质，于是形成一圈包绕软骨中段的薄层原始骨组织，形如领圈，称为骨领。骨领表面的软骨膜改称骨外膜。

3. **初级骨化中心** 形成在骨领形成同时，软骨雏形中央的软骨细胞肥大并分泌碱性磷酸酶，使软骨基质迅速钙化，随之软骨细胞退化、死亡。该区是软骨内首先成骨的区域，称初级骨化中心。骨外膜的血管与间充质及破骨细胞等穿过骨领，进入初级骨化中心，溶解吸收钙化的软骨基质，形成许多不规则的初级骨髓腔，成骨细胞附于残存的钙化骨基质表面成骨，形成过渡型骨小梁。

4. **骨髓腔形成与骨的增长** 初级骨化中心的过渡型骨小梁不久又被破骨细胞溶解吸收，使许多初级骨髓腔融合成一个大的次级骨髓腔。骨领外不断成骨，骨领内表面不断被破骨细胞吸收，使骨干保留适当厚度的同时又不断增粗。初级骨化中心两端的软骨组织也不断生长，紧邻骨髓腔的软骨又不断退化，使初级骨化中心的骨化过程得以从骨干中段持续向两端进行，使骨不断加长，骨髓腔也随之增宽、扩大。

5. **次级骨化中心出现及骨骺形成** 次级骨化中心出现在长骨两端，出现的时间有所不同，一般在出生前后。次级骨化中心的骨化是从中央向周围辐射，最后大部分软骨被初级骨松质取代，使骨干两端变成骨骺。骨骺和骨干之间也保留一层软骨，称骺板，此处的软骨细胞不断分裂增殖，是长骨继续增长的基础。到17～20岁，骺板停止生长，被骨组织取代，留下一骨化痕迹，称骺线，长骨因而不再加长。

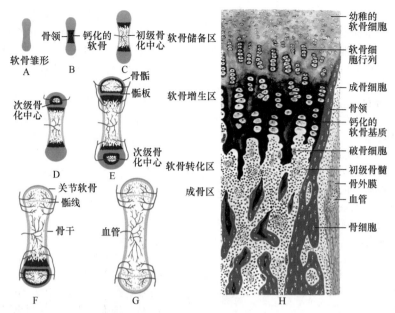

图 4-8　软骨内成骨过程及长骨发生

A～G 示软骨内成骨及长骨的生长；H 示软骨被骨取代的过程

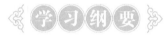

1. 掌握各类软骨的形态特点和分布。
2. 熟悉长骨的结构特点。
3. 了解骨组织的组成。

自 测 题

一、名词解释

1. 软骨的同源细胞群　2. 骨单位　3. 骨板
4. 骨陷窝

二、填空题

1. 透明软骨含有_____纤维，纤维软骨含有_____纤维。
2. 根据软骨所含纤维成分的不同，可将软骨分为_____、_____和_____。
3. 成骨细胞来源于_____。
4. 能产生类骨质的细胞是_____。
5. 溶解和吸收骨质的细胞是_____。

三、单项选择题

1. 关于软骨组织的描述，错误的是
   A. 由细胞、纤维和基质构成
   B. 细胞成分为软骨细胞
   C. 基质呈凝胶半固体状
   D. 三种软骨组织所含有的纤维成分不同
   E. 有丰富的血管分布
2. 能产生软骨组织的细胞外基质（纤维和基质）的细胞是
   A. 成纤维细胞　　　B. 成骨细胞
   C. 软骨细胞　　　　D. 骨细胞
   E. 骨原细胞
3. 透明软骨组织中所含有的纤维成分是

A. 胶原纤维　　　　B. 弹性纤维
C. 网状纤维　　　　D. 胶原原纤维
E. 微原纤维

4. 弹性软骨组织与透明软骨组织的主要区别是
   A. 基质含量较多　　B. 无软骨陷窝
   C. 富含有弹性纤维　D. 无同源细胞群
   E. 无软骨囊
5. 透明软骨组织在 HE 标本中不能分辨纤维的原因是
   A. 不含有纤维
   B. 纤维含量少
   C. 纤维不着色
   D. 纤维与基质的折光率相同
   E. 基质呈强嗜碱性而染色较深
6. 关于软骨膜的描述，错误的是
   A. 为致密结缔组织
   B. 富含有血管
   C. 富含有骨原细胞
   D. 软骨膜受损伤不影响软骨组织的生长与修复
   E. 骨原细胞可分化为软骨细胞
7. 关于骨组织的描述，错误的是
   A. 由细胞、纤维和基质构成
   B. 细胞间质为钙化的细胞间质
   C. 骨盐是骨质坚硬的基础
   D. 纤维成分为胶原原纤维

  E. 富含有血管

8. 关于骨质的描述，错误的是
 A. 为钙化的骨组织的细胞间质
 B. 有机成分为胶原纤维和基质
 C. 无机成分为骨盐
 D. 为新形成的纤维和基质
 E. 为钙化的类骨质

9. 关于骨组织的细胞的描述，错误的是
 A. 骨原细胞是骨组织的干细胞
 B. 成骨细胞由骨原细胞分化形成
 C. 骨细胞由成骨细胞转化形成
 D. 破骨细胞由骨原细胞融合形成
 E. 骨原细胞由间充质细胞分化形成

10. 能产生类骨质的细胞是
 A. 骨原细胞   B. 成骨细胞
 C. 骨细胞   D. 破骨细胞
 E. 间充质细胞

11. 能溶解和吸收骨质的细胞是
 A. 骨原细胞   B. 成骨细胞
 C. 骨细胞   D. 破骨细胞
 E. 间充质细胞

12. 关于成骨细胞的描述，错误的是
 A. 呈矮柱状或椭圆形
 B. 胞质嗜碱性
 C. 含有丰富的碱性磷酸酶
 D. 含有丰富的滑面内质网和发达高尔基复合体
 E. 产生纤维和基质

13. 关于破骨细胞的描述，错误的是
 A. 为多核的大细胞
 B. 胞质嗜碱性
 C. 贴近骨质一侧有纹状缘
 D. 纹状缘是由许多微绒毛所构成的皱褶缘
 E. 皱褶缘周围为环形封闭的亮区

14. 关于骨板的描述，正确的是
 A. 由类骨质所形成的薄板状结构
 B. 由类骨质和骨细胞粘合所形成的薄板状结构
 C. 由平行排列的骨胶纤维与基质粘合一起所形成的薄板状结构
 D. 由平行排列的胶原纤维与基质粘合一起并有骨盐沉着所形成薄板状结构
 E. 平行排列的胶原纤维和骨细胞由基质粘合一起并有骨盐沉着所形成薄板状结构

15. 骨膜的生长和修复功能，取决于
 A. 血管   B. 成骨细胞
 C. 骨原细胞   D. 骨细胞
 E. 神经

16. 关于膜内成骨的描述，错误的是
 A. 由间充质形成原始结缔组织膜
 B. 骨原细胞分化为成骨细胞
 C. 成骨细胞产生类骨质，钙化形成骨质
 D. 成骨细胞与破骨细胞协同作用，参与骨的改造
 E. 是长骨骨发生的主要方式

17. 关于软骨内成骨的描述，错误的是
 A. 由间充质形成透明软骨雏形
 B. 软骨周骨化以膜内成骨方式进行
 C. 次级骨化中心的骨化过程不同于初级骨化中心
 D. 软骨周骨化可使骨不断增厚
 E. 软骨内骨化可使骨不断增长

四、问答题

1. 试比较透明软骨、弹性软骨和纤维软骨的组织结构异同。
2. 比较骨原细胞、成骨细胞、骨细胞和破骨细胞的形态结构、功能和来源。
3. 长骨的结构特点有哪些？
4. 骨组织的结构有哪些？

第5章 血 液

血液（blood）是一种液状结缔组织，由血浆和血细胞组成。

一、血 浆

血浆（plasma）是流动的液体，相当于结缔组织的细胞间质，约占血液容积的55%，其中90%是水，其余为血浆蛋白（白蛋白、球蛋白和纤维蛋白原）、脂类、无机盐、酶、激素、维生素和各种代谢产物。血液凝固后析出淡黄色清明的液体，称血清（serum）。血清中不含纤维蛋白原。

考点：血液组成及血浆的主要成分

正常人体内的血量占体重的7%～8%，若血量不足就会引发器官代谢障碍和功能损害。一般成人一次失血不超过全身血量的10%，或低于500ml，没有明显症状出现，机体可以很快得到补充而恢复正常。因此一个健康人一次献血200～400ml，不会有任何损害。如一次失血达到了总血量的20%，机体代偿功能将不足，就会出现血压下降、脉搏加快、四肢厥冷、眩晕、口渴、恶心和乏力等现象，甚至可昏倒。如果失血量达总血量的30%以上时，如不及时抢救，就会危及生命。

二、血 细 胞

血细胞（blood cell）约占血液容积的45%，包括红细胞、白细胞和血小板。正常人血细胞有一定的形态结构，并有相对稳定的数量。血细胞形态结构通常采用Wright或Giemsa染色的血涂片标本光镜下观察（图5-1）。血细胞的分类和计数正常值如图5-2所示。

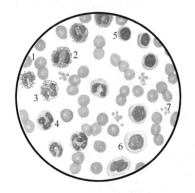

图 5-1 各种血细胞

1. 红细胞；2. 嗜酸性粒细胞；3. 嗜碱性粒细胞；
4. 中性粒细胞；5. 淋巴细胞；6. 单核细胞；
7. 血小板

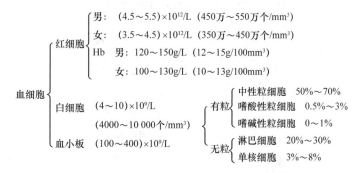

图 5-2 血细胞的分类和计数正常值

血细胞
- 红细胞
  - 男：$(4.5～5.5)×10^{12}$/L（450万～550万个/mm³）
  - 女：$(3.5～4.5)×10^{12}$/L（350万～450万个/mm³）
  - Hb 男：120～150g/L（12～15g/100mm³）
  - 女：100～130g/L（10～13g/100mm³）
- 白细胞 $(4～10)×10^9$/L（4000～10 000个/mm³）
  - 有粒
    - 中性粒细胞 50%～70%
    - 嗜酸性粒细胞 0.5%～3%
    - 嗜碱性粒细胞 0～1%
  - 无粒
    - 淋巴细胞 20%～30%
    - 单核细胞 3%～8%
- 血小板 $(100～400)×10^9$/L

（一）红细胞

考点：红细胞的形态特点及正常值，网织红细胞的特点及临床意义

红细胞（red blood cell，RBC）直径7～8.5μm，呈双凹圆盘状，中央较薄，周缘较厚，故在血涂片标本中呈中央染色较浅、周缘较深。在扫描电镜下，可清楚地显示红细胞的这种形态特点（图5-3）。

成熟红细胞无细胞核，也无细胞器，胞质内充满血红蛋白（hemoglobin，Hb）。血红蛋白是含铁的蛋白质，约占红细胞重量的33%，它具有结合与运输O_2和CO_2的功能。外周血中除大量成熟红细胞以外，还有少量未完全成熟的红细胞，称为网织红细胞（reticulocyte），在成人为红细胞总数的0.5%～1.5%，新生儿较多，可达3%～6%。网织红细胞的

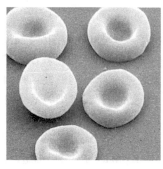

图 5-3 红细胞扫描电镜像

直径略大于成熟红细胞，在常规染色的血涂片中不能与成熟红细胞区分，用煌焦油蓝行体外活体染色，可见细胞胞质内有染成蓝色的细网或颗粒，电镜下是细胞内残留的核糖体。网织红细胞仍有合成血红蛋白的功能，一般经1～3天后充分成熟为红细胞。网织红细胞的计数，对血液病的诊断和预后的判定具有一定的临床意义。红细胞的平均寿命约120天。

链接 营养性缺铁性贫血

　　贫血是血液内成分低下，突出表现为红细胞数目减少或血红蛋白量减低。引起贫血的原因很多，可以是原材料的缺乏（如营养不良、缺铁）、长期慢性失血（如月经过多、痔等）、血液的再生障碍等。贫血的原因一旦找到，需要尽快消除病因，如及时足量补充体内缺乏的物质（蛋白、铁等），治疗慢性病（痔手术等）。要防止营养性贫血的发生，首先要保证营养供给。

考点：白细胞的分类及各类白细胞的形态特点及主要功能

（二）白细胞

　　白细胞（white blood cell，WBC）能做变形运动，具有防御和免疫功能。成人白细胞的正常值为（4～10）×10⁹个/L，男女无明显差异，婴幼儿稍高于成人。白细胞分为有粒白细胞和无粒白细胞两类。有粒白细胞又根据颗粒的嗜色性，分为中性粒细胞、嗜酸性粒细胞和嗜碱性粒细胞。无粒白细胞分为单核细胞和淋巴细胞两种（图5-2）。

　　1. 中性粒细胞　占白细胞总数的50%～70%，细胞呈球形，直径10～12μm。核的形态多样，有的呈腊肠状，称杆状核；有的呈分叶状，叶间有细丝相连，称分叶核。细胞核一般为2～5叶，正常人以2～3叶者居多。在某些疾病情况下，核1～2叶的细胞百分率增多，称为核左移；核4～5叶的细胞增多，称为核右移。杆状核粒细胞则较幼稚，占粒细胞总数的5%～10%，在机体受细菌严重感染时，其比例显著增高。

　　中性粒细胞的胞质染成粉红色，含有许多细小的淡紫色及淡红色颗粒，颗粒可分为嗜天青颗粒和特殊颗粒两种。嗜天青颗粒较少，呈紫色，约占颗粒总数的20%，光镜下着色略深，体积较大，电镜下呈圆形或椭圆形（图5-4）。特殊颗粒数量多，淡红色，约占颗粒总数的80%，颗粒较小，中性粒细胞具有活跃的变形运动和吞噬功能。

　　2. 嗜酸性粒细胞　占白细胞总数的0.5%～3%。细胞呈球形，直径10～15μm，核常为2叶，胞质内充满粗大的嗜酸性颗粒，染成橘红色（图5-5）。电镜下，颗粒多呈椭圆形，内含晶状小体。在过敏性疾病或寄生虫病时，血液中嗜酸性粒细胞增多。

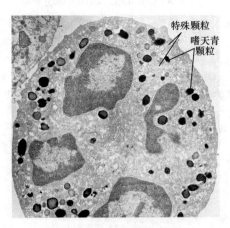

图5-4　中性粒细胞电镜像

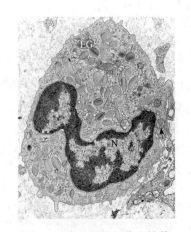

图5-5　嗜酸性粒细胞电镜像

N. 细胞核；M. 线粒体；EG. 嗜酸性粒细胞

　　3. 嗜碱性粒细胞　占白细胞总数的0～1%。细胞呈球形，直径10～12μm。胞核分叶或呈"S"形或不规则形，着色较浅。胞质内含有嗜碱性颗粒，大小不等，分布不均，染成蓝紫色。颗粒具有异染性。电镜下，嗜碱性颗粒内充满细小微粒，呈均匀状或螺纹状分布（图5-6）。颗粒内含有肝素和组胺，白三烯则存在于细胞基质内。肝素具有抗凝血作用，组胺和白三烯参与过敏反应。嗜碱性粒细胞的功能与肥大细胞相似，但两者的关系尚待研究。

　　4. 淋巴细胞　占白细胞总数的20%～30%，圆形或椭圆形，大小不等。直径6～8μm的为小淋巴细胞，9～12μm的为中淋巴细胞，13～20μm的为大淋巴细胞。小淋巴细胞数量最多，细胞核圆形，一侧常有小凹陷，染色质致密呈块状，着色深，核占细胞的大部，胞质很少，在核周成一窄缘，嗜碱性，染成深蓝色，含少量嗜天青颗粒。中淋巴细胞和大淋巴细胞的核椭圆形，染色质较疏松，故着色较浅，胞质较多，胞质内也可见少量嗜天青颗粒。电镜下，胞质内主要是大量的游离核糖体，其他细胞器均不发达（图5-7）。

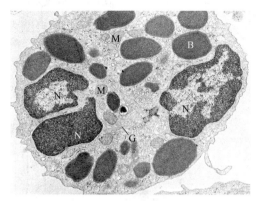

图 5-6　嗜碱性粒细胞电镜像

N. 细胞核；M. 线粒体；G. 高尔基复合体；B. 嗜碱性颗粒

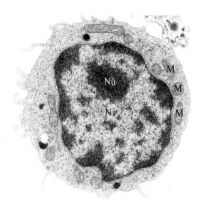

图 5-7　淋巴细胞电镜像

N. 细胞核；Nu. 核仁；M. 线粒体

　　根据淋巴细胞的发生部位、表面特征、寿命长短和免疫功能的不同，至少可分为 T 细胞、B 细胞、杀伤（K）细胞和自然杀伤（NK）细胞等四类。T 细胞约占淋巴细胞总数的 75%，参与机体细胞免疫。B 细胞占血中淋巴细胞总数的 10%～15%，B 细胞受抗原刺激后增殖分化为浆细胞，产生抗体，参与体液免疫。

　　5. 单核细胞　占白细胞总数的 3%～8%，是白细胞中体积最大的细胞，直径 14～20μm，呈圆形或椭圆形，胞核形态多样，呈卵圆形、肾形、马蹄形或不规则形等，核常偏位，染色质颗粒细而松散，着色较浅；胞质丰富，呈弱嗜碱性，染成浅灰蓝色，内含嗜天青颗粒。电镜下，细胞表面有皱褶和微绒毛，胞质内有许多吞噬泡、线粒体和粗面内质网（图5-8）。单核细胞具有活跃的变形运动和一定的吞噬功能，属于单核 - 吞噬细胞系统成员之一。

　　链接 *急性感染性疾病*

　　致病微生物突破皮肤或黏膜防线后入侵人体，体内的防御系统会立即启动，予以抵抗，这时骨髓内的粒细胞系统、单核细胞系统、淋巴细胞系统紧急动员、通过分裂增殖，产生大量的成熟或非成熟的白细胞释放入周围血液。血液检查白细胞总数增加，某一种白细胞分类计数增加，形态学检查显示有大量的早幼白细胞，提示体内有感染存在。

（三）血小板

　　血小板（blood platelet）是骨髓中巨核细胞胞质脱落下来的碎块，体积小，直径 2～4μm，呈双凸扁盘状；当受到刺激时，则伸出突起，呈不规则形。在血涂片中，血小板常呈多角形，无细胞核，聚集成群。血小板在止血和凝血过程中起重要作用。血液中的血小板正常值为（100～400）×10⁹/L，低于 100×10⁹/L 为血小板减少，低于 50×10⁹/L 则有出血危险。血小板寿命为 7～14 天。

考点: 血小板的形态特点及功能

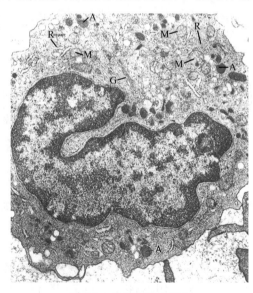

图 5-8　单核细胞电镜像

G. 高尔基复合体；M. 线粒体；A. 嗜天青颗粒；R. 核糖体

三、血细胞的发生

　　人的血细胞最早是在胚胎卵黄囊壁的血岛生成，胚胎第 6 周，从卵黄囊迁入肝的造血干细胞开始造血，第 4～5 个月脾内造血干细胞增殖分化产生各种血细胞。从胚胎后期至出生后终身，骨髓成为主要的造血器官。

　　血细胞发生是造血干细胞经增殖、分化直至成为各种成熟血细胞的过程（图5-9）。造血干细胞（hematopoietic stem cell）是生成各种血细胞的原始细胞，又称多能干细胞。造血干细胞可增殖分化为造血祖细胞，它也是一种相当原始的具有增殖能力的细胞，能向一个或几个血细胞系定向增殖分化，也称定向干细胞。造血干细胞还能通过自我复制来保持造血干细胞的特性和恒定的数量。

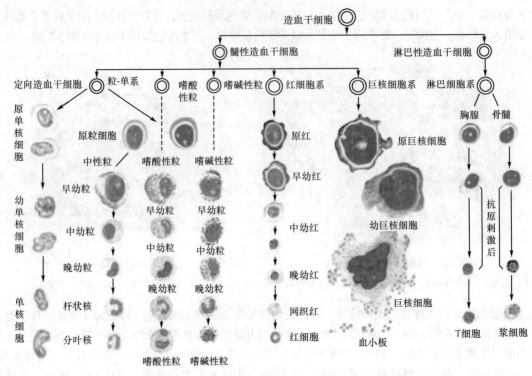

图 5-9　血细胞的发生

血细胞的发生是一连续发展过程，各种血细胞的发育大致可分为三个阶段：原始阶段、幼稚阶段（又分早、中、晚三期）和成熟阶段。血细胞发生过程中形态变化的一般规律如下：①胞体由大变小；②胞核由大变小，红细胞的核最后消失，粒细胞的核由圆形逐渐变成杆状乃至分叶，染色质由细疏逐渐变粗密，核仁由有到无；③胞质的量由少逐渐增多，胞质嗜碱性逐渐变弱，胞质内的特殊结构如红细胞中的血红蛋白、粒细胞中的特殊颗粒均由无到有，到多；④细胞分裂能力从有到无。

（一）红细胞发生

红细胞发生历经原红细胞、早幼红细胞、中幼红细胞和晚幼红细胞，后者脱去胞核成为网织红细胞，最终成为成熟红细胞。从原红细胞的发育至晚幼红细胞需 3～4 天。巨噬细胞可吞噬晚幼红细胞脱出的胞核和其他代谢产物，并为红细胞的发育提供营养物。

（二）粒细胞发生

粒细胞发生历经原粒细胞、早幼粒细胞、中幼粒细胞和晚幼粒细胞进而分化为成熟的杆状核和分叶核粒细胞。从原粒细胞增殖分化为晚幼粒细胞需 4～6 天。骨髓内的杆状核粒细胞和分叶核粒细胞的储存量很大，在骨髓停留 4～5 天后释放入血。

（三）单核细胞发生

单核细胞的发生经过原单核细胞和幼单核细胞变为单核细胞。幼单核细胞增殖力很强，约 38% 的幼单核细胞处于增殖状态，单核细胞在骨髓中的储存量不及粒细胞多，当机体出现炎症或免疫功能活跃时，幼单核细胞加速分裂增殖，以提供足量的单核细胞。

（四）血小板发生

原巨核细胞经幼巨核细胞发育为巨核细胞，巨核细胞的胞质块脱落成为血小板。每个巨核细胞可生成约 2000 个血小板。

链接　白血病

白血病是造血组织的恶性肿瘤，其特点是骨髓及肝、脾等造血组织内大量白血病细胞异常增生增生，进入血液循环，并广泛浸润全身组织器官。临床主要表现为不同程度的贫血、出血和感染，肝脾和淋巴结肿大，骨骼疼痛。血象检查为白细胞数量和形态异常。本病多发于儿童及青壮年，女性多于男性。病因尚未完全阐明，目前认为本病与病毒感染、理化因素（如放射线、药物）、遗传与免疫因素有关。

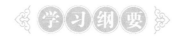

1．掌握血液的组成。

2．熟悉各种血细胞的形态、功能及正常值；血红蛋白的正常值。

3．了解造血干细胞的特性淋。

自 测 题

一、名词解释

1．网织红细胞 2．造血干细胞

二、填空题

1．血液中未成熟的红细胞称_____。

2．占白细胞总数 50%～70% 的白细胞是_____。

3．能减轻过敏反应的白细胞是_____。

4．与肥大细胞功能相似的白细胞是_____。

5．含有组胺和白三烯的白细胞是_____。

6．核呈肾形或马蹄形，染色质细而疏松，着色浅的白细胞是_____。

7．骨髓巨核细胞胞质脱落的碎片可形成_____。

三、单项选择题

1．关于红细胞的描述，下列哪项是错误的

  A．呈双凸圆盘状

  B．无细胞核和细胞器

  C．胞质充满血红蛋白

  D．血红蛋白具有携带 O_2 和 CO_2 功能

  E．未成熟的红细胞称网织红细胞

2．红细胞与网织红细胞的主要区别是

  A．无细胞核   B．无血红蛋白

  C．无核糖体   D．有血红蛋白

  E．有核糖体

3．关于中性粒细胞的描述，下列哪项是错误的

  A．占白细胞总数的 50%～70%

  B．核多为分叶核，以 3 叶核居多

  C．胞质含有特殊颗粒和嗜天青颗粒

  D．有吞噬和杀菌的功能

  E．在慢性炎症时其数量增多

4．与肥大细胞功能相似的白细胞是

  A．中性粒细胞   B．嗜碱性粒细胞

  C．淋巴细胞   D．单核细胞

  E．嗜酸性粒细胞

5．当患过敏性疾病或寄生虫病时，何种白细胞数值增高

  A．淋巴细胞   B．单核细胞

  C．中性粒细胞   D．嗜碱性粒细胞

  E．嗜酸性粒细胞

6．占白细胞总数 0～1% 的白细胞是

  A．中性粒细胞   B．嗜碱性粒细胞

  C．淋巴细胞   D．单核细胞

  E．嗜酸性粒细胞

7．能减轻过敏反应的细胞是

  A．嗜碱性粒细胞   B．巨噬细胞

  C．肥大细胞   D．浆细胞

  E．嗜酸性粒细胞

8．关于嗜碱性粒细胞的描述，下列哪项是正确的

  A．占白细胞总数的 0.5%～3%

  B．核呈 S 形或不规则形，常被颗粒掩盖

  C．胞质含有异染性颗粒

  D．颗粒含有组胺和白三烯等

  E．减轻过敏反应

9．关于淋巴细胞的描述，下列哪项是正确的

  A．占白细胞总数的 3%～8%

  B．核呈肾形或马蹄形

  C．胞质多而染成灰蓝色

  D．胞质含有嗜天青颗粒

  E．颗粒含有过氧化物酶

10．关于嗜酸性粒细胞的描述，下列哪项是错误的

  A．占白细胞总数的 0.5%～3%

  B．核常为 2 叶

  C．胞质含有嗜酸性颗粒，染成橘红色

  D．颗粒含有组胺酶和芳基硫酸酯酶等

  E．引起过敏反应

11．关于单核细胞的描述，下列哪项是错误的

  A．是体积最大的白细胞

  B．占白细胞总数的 3%～8%

  C．胞核为肾形或马蹄形

  D．是巨噬细胞的前身

  E．行使特异性免疫功能

12．关于小淋巴细胞的描述，下列哪项是错误的

  A．是体积最小的白细胞

  B．占白细胞总数的 20%～30%

  C．T 细胞行使细胞免疫功能

  D．B 细胞行使体液免疫功能

  E．均由骨髓产生

13．下列哪种细胞不参与过敏反应

  A．嗜碱性粒细胞   B．中性粒细胞

  C．浆细胞   D．肥大细胞

  E．嗜酸性粒细胞

14．关于血小板的描述，下列哪项是错误的

  A．由巨噬细胞胞质脱落而成

  B．呈双凸圆盘状

  C．胞膜表面有细胞衣

  D．分为颗粒区和透明区

  E．参与止血与凝血

四、问答题

1．简述红细胞的形态特点、功能及正常值。

2．试述有粒白细胞的结构和功能特点。

第6章 肌组织

考点: 肌组织的分类

肌组织（muscle tissue）主要由肌细胞组成，肌细胞之间有少量结缔组织、血管和神经，肌细胞细长，又称肌纤维。肌纤维的细胞膜称肌膜，细胞质称肌浆，肌浆中有许多与细胞长轴相平行排列的肌原纤维（图6-1），它是肌纤维舒缩功能的物质基础。根据其结构和功能特点，将肌组织分为三类：骨骼肌、心肌和平滑肌。

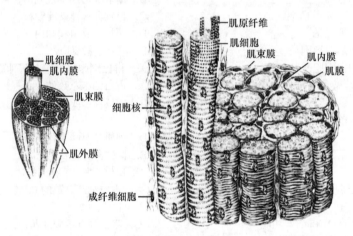

图 6-1 骨骼肌结构

第1节 骨 骼 肌

骨骼肌（skeletal muscle）借肌腱附着在骨骼上。整块肌外面包有结缔组织形成肌外膜，肌外膜伸入肌内分隔和包围大小不等的肌束形成肌束膜，每条肌纤维周围包有少量结缔组织称肌内膜。肌纤维有明暗相间的横纹，骨骼肌受躯体神经支配，收缩迅速有力，又称随意肌（图6-2）。

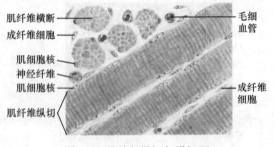

图 6-2 骨骼肌纵切与横切面

一、骨骼肌纤维的光镜结构

骨骼肌纤维呈细长圆柱形，长1～40mm，直径10～100μm。细胞核数量多，一条肌纤维内含有几十个甚至几百个核，核呈扁椭圆形，染色较浅，位于肌膜下方（图6-2）。肌浆中含有丰富的肌原纤维，肌原纤维之间含有大量线粒体、糖原、脂滴等，肌原纤维呈细丝状，沿肌纤维长轴平行排列。每条肌原纤维上都有明暗相间的横纹。由于每条肌原纤维的明暗带都相应地排列在同一平面上，故骨骼肌纤维呈现出明暗相间的横纹。明带又称I带，暗带又称A带，暗带中央有一条浅色窄带称H带，H带中央有一条深色的M线，明带中央有一条深色的Z线。相邻两条Z线之间的一段肌原纤维称肌节，每个肌节由1/2 I带＋A带＋1/2 I带构成。肌节是肌原纤维结构和功能的基本单位（图6-3）。

案例6-1

患者，女，28岁。患者于2个月前左小腿骨折，经复位石膏固定治疗后，在家休息1个月余。几天前到医院复查，骨愈合良好。取掉石膏后发现左下肢明显变细，肌力下降，不能支撑身体重量。初步诊断：左下肢肌萎缩。

问题： 1. 造成患者左下肢变细的原因是什么？能否恢复？
　　　　2. 恢复过程中，肌组织有无形态结构方面的变化？为什么？
　　　　3. 肌纤维数量有无变化？

体育锻炼能使骨骼肌隆起而粗壮，主要是因为肌纤维增粗增长，而不是肌纤维数量增加；肌节增长且数量增加；线粒体和糖原存储量增加；肌纤维外的变化是毛细血管和结缔组织细胞增多。这些因素使骨骼肌变得很发达。

二、骨骼肌纤维的超微结构

（一）肌原纤维

肌原纤维由粗、细两种肌丝有规律地平行排列组成。粗肌丝位于 A 带，中央固定于 M 线，两端游离，细肌丝一端固定于 Z 线，另一端伸至粗肌丝之间，止于 H 带外侧。I 带内仅有细肌丝，H 带内仅有粗肌丝，H 带两侧的 A 带内既有粗肌丝，又有细肌丝（图 6-3）。

粗肌丝由肌球蛋白组成。肌球蛋白呈豆芽状，分头和杆两部分，在头和杆连接点及杆上有两处类关节结构，可以屈动。M 线两侧的肌球蛋白对称排列，杆部朝向 M 线，头端朝向 Z 线并突出于粗肌丝表面形成横桥。肌球蛋白分子的头是 ATP 酶，能与 ATP 结合。当肌球蛋白头与肌动蛋白接触时，ATP 酶被激活，分解 ATP 释放能量，使横桥发生屈伸运动。细肌丝由肌动蛋白、原肌球蛋白和肌钙蛋白组成。肌动蛋白单体呈球形，许多单体相互串联成串珠状双股螺旋链，每个单体上都有与肌球蛋白头部结合的位点。原肌球蛋白是由较短的双股螺旋多肽链组成，首尾相连，嵌于肌动蛋白双股螺旋链的浅沟内。肌钙蛋白由 TnT、TnI 和 TnC 三个球形亚单位构成，肌钙蛋白借 TnT 附着于原肌球蛋白分子上，TnC 能与钙离子结合，TnI 则能抑制肌动蛋白和肌球蛋白相互作用。

（二）横小管

横小管是肌膜向肌浆内凹陷形成的小管，与肌纤维长轴垂直，又称 T 小管。人和哺乳动物的横小管位于 A 带和 I 带交界处（图 6-4）。横小管可将肌膜的兴奋迅速传至每个肌节。

考点： 肌节的构成

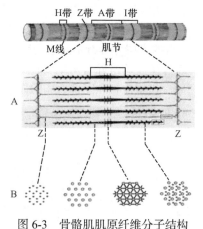

图 6-3　骨骼肌肌原纤维分子结构
A. 一个肌节的纵切面；B. 肌丝不同部位的横切面

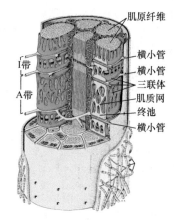

图 6-4　骨骼肌超微结构

（三）肌质网

肌质网是肌纤维内特化的滑面内质网，沿肌纤维长轴纵行排列并环绕肌原纤维，位于横小管之间，又称纵小管（图 6-4）。横小管两侧的肌质网扩大呈扁囊状，称终池，每条横小管与其两侧的终池组成三联体。肌质网有调节肌浆中钙离子浓度的作用。

三、骨骼肌纤维的收缩原理

目前认为，骨骼肌纤维的收缩机制是"肌丝滑动"原理。其过程大致为：①神经冲动经运动终板传至肌膜；②肌膜的兴奋经横小管迅速传至终池和肌浆网，肌浆网膜上的钙通道开放，释放大量钙离子到肌浆内；③钙离子与 TnC 结合，引起肌钙蛋白和原肌球蛋白构型发生变化，使肌动蛋白活性位点暴露并迅速与肌球蛋白头相接触；④肌球蛋白头上的 ATP 酶被激活，分解 ATP 释放能量，肌球蛋白头和杆发生屈动，向 M 线方向摆动，将细肌丝拉向 M 线；⑤细肌丝沿粗肌丝向 A 带内滑入，I 带和 H 带缩窄，A 带长度不变，肌节缩短，肌纤维收缩；⑥收缩完毕，钙离子被泵回肌浆网，TnC 与钙离子分离，细肌丝脱离粗肌丝并退回原位，肌节复原，肌纤维舒张。

第 2 节　心　肌

心肌（cardiac muscle）分布于心脏和邻近心脏的大血管近段。心肌收缩具有自动节律性，不易疲劳，属不随意肌。

一、心肌纤维的光镜结构

考点：心肌纤维的光镜和电镜结构特点

心肌纤维呈短柱状，多数有分支，并相互连接成网状。心肌纤维的连接处称闰盘，在 HE 染色体的标本中呈着色较深的横形或阶梯状粗线（图 6-5）。心肌纤维的核呈卵圆形，1～2 个，位居中央。心肌纤维的肌浆较丰富，多聚在核的两端，含有线粒体、脂滴和脂褐素等。心肌纤维的横纹没有骨骼肌明显，肌原纤维较骨骼肌少，多分布在肌纤维的周边。

🐚 链接　心肌梗死

心肌梗死指心肌缺血性坏死。由于冠状动脉病变（如粥样硬化），血流不畅，导致心肌供血不足，甚至完全中断。高速运动的心肌得不到供血，出现坏死，并逐渐溶解。因心肌纤维再生能力极弱，心肌坏死处由结缔组织来修复，形成瘢痕，此时称为陈旧性心肌梗死。心肌梗死的临床表现是持续性胸骨后剧烈疼痛，发热，患者甚至因心力衰竭而出现休克、死亡。

二、心肌纤维的超微结构

心肌纤维也含有粗、细两种肌丝，它们在肌节内的排列分布与骨骼肌纤维相同，也具有肌浆网和横小管等结构（图 6-6）。心肌纤维的超微结构有下列特点：①大量肌丝形成粗细不等的肌丝束，肌原纤维不明显，横纹不明显；②横小管较粗，位于 Z 线水平；③肌浆网稀疏，终池扁小，横小管与一侧的终池紧贴形成二联体；④闰盘位于 Z 线水平，呈阶梯状，闰盘的横位部分有中间连接和桥粒，纵位部分有缝隙连接，这对心肌纤维整体活动的同步化十分重要；⑤心房肌纤维除有舒缩功能外，还有内分泌功能，可分泌心房利钠尿多肽（又称心钠素），具有排钠、利尿、扩张血管和降低血压的作用。

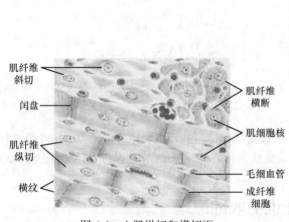

图 6-5　心肌纵切和横切面

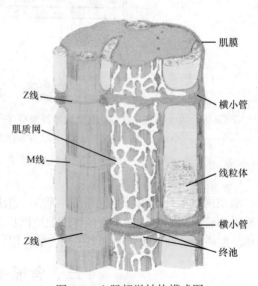

图 6-6　心肌超微结构模式图

第3节 平 滑 肌

平滑肌（smooth muscle）广泛分布于血管壁和许多内脏器官。平滑肌的收缩较为缓慢和持久，属不随意肌。

一、平滑肌纤维的光镜结构

平滑肌纤维呈长梭形，无横纹。细胞核一个，呈长椭圆形或杆状，位于中央（图6-7），核两端的肌浆较丰富。平滑肌纤维长短不一，一般长200μm，小血管壁平滑肌短至20μm，而妊娠子宫平滑肌可长达500μm。

考点： 平滑肌纤维的光镜结构特点

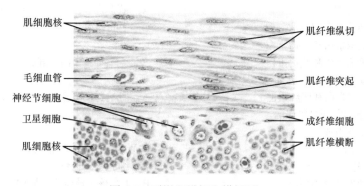

图6-7 平滑肌纵切和横切面

二、平滑肌纤维的超微结构

平滑肌的肌膜向下凹陷形成众多小凹，相当于横纹肌的横小管。肌浆网稀疏，呈小管状，平滑肌细胞内无肌原纤维及明显的肌节结构。平滑肌的细胞骨架系统比较发达，主要由密斑、密体和中间丝组成。密斑位于肌膜下，为细肌丝附着点，密体位于胞质中，是细肌丝和中间丝的附着点，密体相当于横纹肌的 Z 线。中间丝连于相邻密体之间。粗肌丝、细肌丝主要位于细胞周边部的肌浆中，若干条粗、细肌丝聚集形成肌丝单位，又称收缩单位。相邻平滑肌纤维之间有缝隙连接，利于化学信息和神经冲动的传导，使众多平滑肌同步收缩。

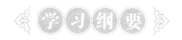

1. 掌握三种肌组织的光镜结构特点及功能。
2. 熟悉骨骼肌的超微结构特点；心肌的超微结构特点。
3. 了解平滑肌的超微结构。

自 测 题

一、名词解释
1. 肌节　2. 闰盘　3. 三联体　4. 横小管

二、填空题
1. 骨骼肌纤维的形态是_____。
2. 相邻2条Z线之间的一段肌原纤维称为_____。
3. 心肌纤维的形态是_____。
4. 心肌纤维之间的连接结构称为_____。

三、单项选择题
1. 关于骨骼肌纤维的描述，错误的是
　　A. 细长圆柱形
　　B. 多核，核位于肌膜下方

C. 有明显的周期性横纹
D. 肌浆含有大量肌原纤维
E. 相邻两条Z线间的一段肌纤维称肌节

2. 关于心肌纤维的描述，错误的是
　　A. 短圆柱状，有分支，有横纹
　　B. 1个核，核位于细胞中央
　　C. 细胞间有闰盘
　　D. 横小管较粗，位于Z线水平
　　E. 终池少而小，多见三联体

3. 关于肌节的描述，正确的是
　　A. 为相邻2条Z线之间的一段肌原纤维

　　B．为相邻 2 条 Z 线之间的一段肌纤维

　　C．为相邻 2 条 M 线之间的一段肌纤维

　　D．由 1/2 A 带＋I 带＋1/2 A 带组成

　　E．为相邻 2 条 M 线之间的一段肌原纤维

4．骨骼肌纤维收缩时，肌节的变化是

　　A．I 带缩短　　　　　　B．A 带缩短

　　C．H 带不变　　　　　　D．粗、细肌丝均缩短

　　E．肌节伸长

5．不参与构成粗肌丝和细肌丝的蛋白分子是

　　A．肌球蛋白　　　　　　B．肌钙蛋白

　　C．肌动蛋白　　　　　　D．原肌球蛋白

　　E．肌红蛋白

6．组成细肌丝的蛋白分子是

　　A．肌球蛋白、肌动蛋白和原肌球蛋白

　　B．肌动蛋白、原肌球蛋白和肌钙蛋白

　　C．肌球蛋白、原肌球蛋白和肌钙蛋白

　　D．肌球蛋白、肌动蛋白和肌红蛋白

　　E．肌动蛋白、原肌球蛋白和肌红蛋白

7．关于肌丝的描述，下列哪项是错误的

　　A．由粗肌丝和细肌丝组成

　　B．粗肌丝位于 A 带内

　　C．I 带内仅有细肌丝

　　D．粗肌丝是由肌动蛋白聚集而成

　　E．H 带内仅有粗肌丝

8．横小管是

　　A．由滑面内质网特化形成

　　B．由高尔基复合体特化形成

　　C．由肌浆网特化形成

　　D．由基膜向肌浆内凹陷形成

　　E．由肌膜向肌浆内凹陷形成

9．肌浆网是肌纤维中特化的

　　A．滑面内质网　　　　　B．粗面内质网

　　C．核糖体　　　　　　　D．高尔基复合体

　　E．线粒体

10．闰盘是由下列哪项细胞连接构成

　　A．紧密连接、中间连接和缝隙连接

　　B．中间连接、桥粒和缝隙连接

　　C．紧密连接、桥粒和缝隙连接

　　D．紧密连接、中间连接和桥粒

　　E．紧密连接、半桥粒和缝隙连接

11．保证心肌纤维的收缩和舒张同步化的结构基础是

　　A．横小管　　　　　　　B．肌浆网

　　C．中间连接　　　　　　D．缝隙连接

　　E．桥粒

12．关于骨骼肌纤维收缩时的肌节变化的描述，下列哪项是错误的

　　A．肌丝长度不变　　　　B．I 带缩短

　　C．H 带缩短　　　　　　D．肌节缩短

　　E．A 带缩短

13．关于平滑肌纤维的描述，下列哪项是错误的

　　A．细胞呈长梭形

　　B．1 个核，核位于细胞中央

　　C．胞质含有肌原纤维

　　D．胞质含有粗、细肌丝

　　E．细胞间有缝隙连接

四、问答题

　　比较骨骼肌纤维和心肌纤维的形态结构（光镜和电镜）和功能。

第7章 神经组织

神经组织（nerve tissue）由神经细胞（nerve cell）和神经胶质细胞（neuroglial cell）组成。神经细胞又称神经元，是神经系统的结构和功能单位，具有接受刺激、传导冲动和整合信息的能力。神经胶质细胞简称神经胶质，对神经元起支持、保护、分隔、营养等作用。

考点：神经组织的组成和功能

第1节 神 经 元

一、神经元的形态结构

神经元（neuron）的形态多样，由胞体和突起两部分组成（图7-1）。

考点：神经元的形态特点

（一）细胞体

胞体的大小差异很大，直径4～120μm，细胞核大而圆，位于细胞中央，着色浅，核仁大而明显（图7-2）；细胞质内除含一般的细胞器和发达的高尔基复合体外，还有丰富的尼氏体和神经原纤维。

1. 尼氏体（Nissl body） 又称嗜染质（chromophil substance），是胞质内的一种嗜碱性物质，光镜下呈嗜碱性颗粒状或斑块状，电镜下尼氏体由许多平行排列的粗面内质网和游离核糖体构成。

2. 神经原纤维 光镜下镀银切片中由很多棕黑色的细长原纤维交错成网，并伸入树突和轴突。电镜下神经原纤维是由排列成束的神经丝和微管构成，它们构成神经元的细胞骨架，还参与物质的运输（图7-3）。

（二）突起

突起的形态、数量和长短不同，又分为树突（dendrite）和轴突（axon）两种。

1. 树突 多呈树状分支，有一条或多条，其分支表面常见树突棘，它是神经元之间形成突触的主要部位，树突的功能主要是接受刺激，树突棘和树突大大增加了神经元的接受面。

2. 轴突 呈细索状，一个神经元只有一条轴突，表面光滑，细而长，分支少，可见侧支呈直角分出，轴突末端的分支较多，形成轴突终末；胞体发出轴突的部位常呈圆锥形，称轴丘，光镜下无尼氏体，染色淡。轴突的细胞膜称轴膜，细胞质称轴质。轴突内无尼氏体和高尔基复合体，故不能合成蛋白

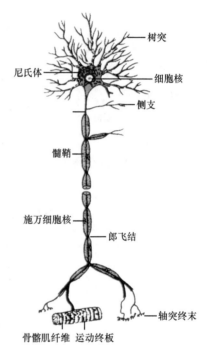

图 7-1 神经元结构

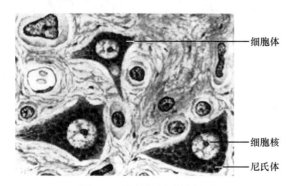

图 7-2 脊神经运动神经元

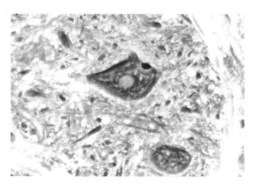

图 7-3 神经原纤维

质，轴突成分的更新及神经递质合成所需的酶和蛋白质，是在胞体内合成后输送到轴突及其终末。

神经细胞的胞体是神经元的代谢、营养中心。在神经元的突起或胞体受到伤害或轴突断离时，如损伤部位距胞体较远，则胞体可出现逆行性改变，胞体肿胀、核偏位、尼氏体溶解，重者核消失。例如轻度伤害，3周后胞体开始恢复。而被损伤的神经纤维远端的轴突及髓鞘在12~24小时可逐渐出现解体和脂滴，称此过程为演变反应。

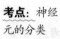

考点：神经元的分类

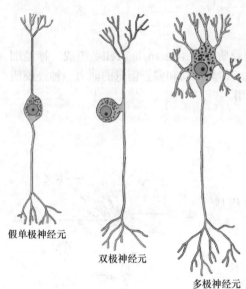

假单极神经元

双极神经元

多极神经元

图 7-4　各类神经元

二、神经元的分类

（一）根据神经元突起的多少分类

①多极神经元：有一个轴突和多个树突。②双极神经元：有一个树突，一个轴突。③假单极神经元：从胞体发出一个突起，距胞体不远又分为两支，一支分布到外周其他组织器官，称周围突；另一支进入中枢神经系统，称中枢突（图 7-4）。

（二）根据神经元的功能分类

①感觉神经元：又称传入神经元，多为假单极神经元，胞体主要位于脑、脊神经节内，其周围突的末梢分布在皮肤和肌肉等处，接受刺激，将刺激传向中枢。②运动神经元：又称传出神经元，多为多极神经元，胞体主要位于脑、脊髓和植物神经节内，将神经冲动传给肌肉或腺体，产生效应。③中间神经元：又称联络神经元，多为多极神经元，介于前两种神经元之间（图 7-5）。

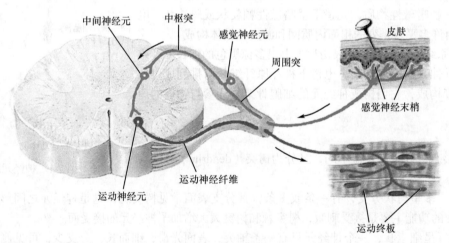

图 7-5　不同功能的神经元

（三）根据神经元释放的神经递质分类

根据神经元释放的神经递质可分为胆碱能神经元、肾上腺素能神经元和肽能神经元等。

三、突　　触

突触（synapse）是神经元与神经元之间，或神经元与非神经细胞之间一种特化的细胞连接。突触可分为化学性突触和电突触两大类。化学性突触以神经递质作为通信媒介，是最常见的连接方式；电突触即缝隙连接，以电信号传递信息。电镜下，化学性突触可分三部分（图 7-6）。

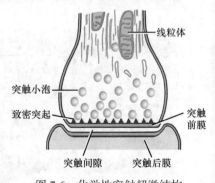

图 7-6　化学性突触超微结构

案例7-1

　　患者两侧或一侧眼睑下垂，视物成双，斜视及眼球往各个方向运动障碍；说话带鼻音，咀嚼、吞咽困难，严重时可出现呼吸麻痹。初步诊断：重症肌无力。

　　问题：1. 突触的结构和功能有哪些？
　　　　　2. 神经递质概念是什么？有哪些功能？
　　　　　3. 本病为何出现呼吸麻痹？

（一）突触前部

　　突触前部是神经元轴突终末的膨大部分，该处的轴膜为突触前膜，轴质内含有许多突触小泡和线粒体等，突触小泡内含多种神经递质。

（二）突触后部

　　突触后部是后一个神经元或效应细胞与突触前成分相对应的部分。与突触前膜相接触部位的轴膜为突触后膜。膜上有特异性受体，能与相应的神经递质结合而使突触后膜产生兴奋或抑制。

（三）突触间隙

　　突触间隙是位于突触前膜和突触后膜之间的狭窄间隙。

　　当神经冲动传到突触前膜时，突触小泡紧贴突触前膜并释放神经递质，经突触间隙与突触后膜特异性受体结合产生生理效应，并将信息传递给后一个神经元或效应细胞。

第 2 节　神经胶质细胞

　　神经胶质细胞广泛分布于神经系统，胶质细胞与神经元数目之比为 10∶1～50∶1。胶质细胞具有突起，但不分树突和轴突，没有传导神经冲动的功能。

一、中枢神经系统的胶质细胞

（一）星形胶质细胞

　　星形胶质细胞是最大的一种神经胶质细胞，可分两种，即纤维性星形胶质细胞和原浆性星形胶质细胞。星形胶质细胞从胞体发出的突起充填在神经元胞体及其突起之间，起支持和绝缘作用，有些突起末端扩大形成脚板，在脑和脊髓表面形成胶质界膜，或贴附在毛细血管壁上构成血-脑屏障的神经胶质膜（图 7-7）。

考点： 神经胶质细胞的分类和主要功能

（二）少突胶质细胞

　　少突胶质细胞在银染色标本中，细胞突起较少，突起末端扩展成扁平薄膜，呈同心圆包卷神经元的轴突形成髓鞘，是中枢神经系统的髓鞘形成细胞。

（三）小胶质细胞

　　小胶质细胞是最小的胶质细胞，具有吞噬功能，属单核-吞噬细胞系统。中枢神经系统损伤时，小胶质细胞可吞噬细胞碎屑及退化变性的髓鞘。

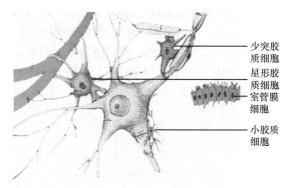

少突胶质细胞
星形胶质细胞
室管膜细胞
小胶质细胞

图 7-7　中枢神经系统神经胶质细胞

（四）室管膜细胞

　　立方形或柱形，成单层分布于脑室和脊髓中央管的腔面，形成室管膜，可防止脑脊液进入脑和脊髓组织。

二、周围神经系统的胶质细胞

（一）神经膜细胞

　　神经膜细胞又称施万细胞（Schwann cell）。细胞呈薄片状，胞质少，排列成串，一个接一个地包卷周围神经的轴突，形成周围有髓神经纤维的髓鞘。

（二）卫星细胞

卫星细胞包裹在神经节细胞的周围（图7-8），又称被囊细胞。

血－脑屏障（blood-brain barrier，BBB）是存在于血液与脑组织之间的一种屏障，由脑连续型毛细血管内皮细胞及其基膜、星形胶质细胞形成的神经胶质膜等共同构成，可限制血液中某些物质进入脑组织，保护脑组织（图7-9）。

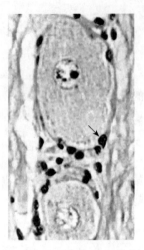

图 7-8　卫星细胞（↑所示）

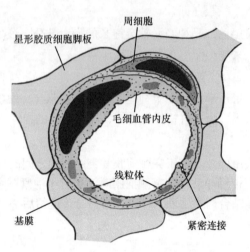

图 7-9　血－脑屏障超微结构

第 3 节　神经纤维和神经

一、神 经 纤 维

神经纤维（nerve fiber）是由神经元的长突起外包胶质细胞共同构成。根据神经纤维有无髓鞘分为两种类型。

（一）有髓神经纤维

考点：有髓神经纤维的特点

神经元的长突起构成神经纤维的中轴，称轴索，少突胶质细胞或施万细胞呈同心圆包卷轴索形成髓鞘，电镜下，髓鞘呈明暗相间的同心圆状板层结构。

施万细胞最外面的一层胞膜与基膜共同构成神经膜。一个施万细胞包卷一段轴索，构成一个结间体。结间体之间的缩窄部称郎飞结（Ranvier node）。郎飞结处轴膜裸露，暴露于细胞外环境，该处电阻低，使神经冲动从一个郎飞结跳到下一个郎飞结，呈快速的跳跃式传导（图7-10、图7-11）。

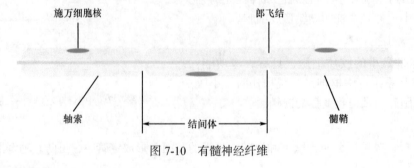

图 7-10　有髓神经纤维

（二）无髓神经纤维

周围神经系统的无髓神经纤维由较细的轴突和包在它外面的施万细胞组成。施万细胞沿轴突一个接一个地连接成连续的鞘，但不形成髓鞘，无郎飞结，一个施万细胞可包裹许多条轴突，施万细胞外面也有基膜（图7-12）。中枢神经系统的无髓神经纤维的轴突外面没有任何鞘膜，为裸露的轴突。无髓神经纤维因无髓鞘和郎飞结，其冲动沿轴膜连续传导，速度比有髓神经纤维慢得多。

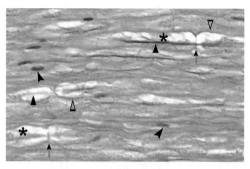

图 7-11　有髓神经纤维光镜图

↑郎飞结；▲轴突；△神经膜；▲施万细胞核；＊髓鞘

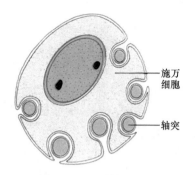

施万细胞

轴突

图 7-12　无髓神经纤维

二、神　经

周围神经系统的许多神经纤维平行排列外包结缔组织膜，构成神经（nerve），分布到全身各器官和组织。大多数神经同时含有感觉、运动纤维。每条神经含若干神经束，每条神经束又含许多神经纤维；神经、神经束和神经纤维均有结缔组织包裹，这些结缔组织分别称为神经外膜、神经束膜和神经内膜。

第 4 节　神 经 末 梢

周围神经纤维的终末部分终止于全身各组织或器官内，形成神经末梢（nerve ending），按其功能可分感觉神经末梢和运动神经末梢两类。

一、感觉神经末梢

感觉神经末梢（sensory nerve ending）是感觉神经元周围突的终末部分，与其周围结构共同组成感受器，能接受刺激，并将刺激转化为神经冲动，传向中枢，产生感觉。按其形态结构分为两类。

考点： 感觉神经末梢的分类及功能

（一）游离神经末梢

游离神经末梢由较细的有髓或无髓神经纤维的终末反复分支而成（图 7-13）。它分布在表皮、角膜、毛囊上皮及结缔组织等，感受冷热、轻触、疼痛等刺激。

（二）有被囊神经末梢

神经纤维的终末均包裹有结缔组织被囊，种类很多，常分为三类。

1. 触觉小体　多分布在手指、足趾掌侧皮肤真皮乳头内，呈卵圆形，长轴与皮肤表面垂直，外包有结缔组织囊，小体内有许多扁平的触觉细胞（图 7-14）。有髓神经纤维进入小体时失去髓鞘，轴突分成细支盘绕在扁平细胞间，感受触觉。

2. 环层小体　多分布在皮下组织、肠系膜、韧带和关节囊等处，被囊由数十层呈同心圆排列的扁平细胞组成，小体中央有一条均质状的圆柱体，裸露轴突穿行于小体中央的圆柱体内（图 7-15）。环层小体感受压觉和振动觉。

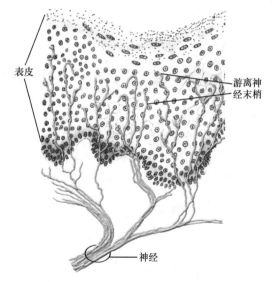

表皮

游离神经末梢

神经

图 7-13　游离神经末梢

3. 肌梭　分布于骨骼肌纤维之间，被囊内含数条细小的骨骼肌纤维，称梭内肌纤维，裸露的轴突细支呈环状包绕梭内肌纤维的两端（图 7-16）。肌梭主要感受肌纤维的伸缩变化，调节骨骼肌纤维的张力。

二、运动神经末梢

运动神经末梢（motor nerve ending）是运动神经元的轴突分布于肌组织和腺体内的终末结构，与周围组织共同组成效应器，支配肌纤维的收缩或腺体的分泌。它分为两类（图 7-17）。

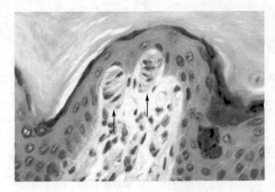

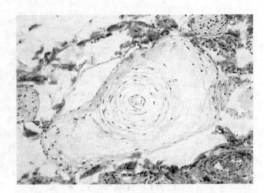

图 7-14　触觉小体　　　　　　　　　　　　　图 7-15　环层小体

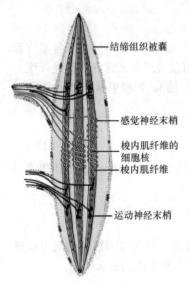

图 7-16　肌梭

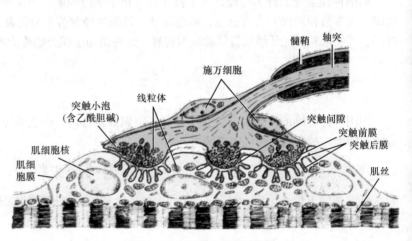

图 7-17　运动终板超微结构

考点：运动神经末梢的分类及功能

（一）躯体运动神经末梢

躯体运动神经末梢指分布于骨骼肌的运动神经末梢，其轴突反复分支，形成纽扣状膨大与骨骼肌纤维建立突触连接，呈椭圆形板状隆起，又称运动终板（motor end plate）或神经肌连接。电镜下为化学性突触。

（二）内脏运动神经末梢

内脏运动神经末梢为内脏运动神经节后纤维的轴突终末部分，呈小结状或串珠状，分布于内脏及血管的平滑肌、心肌和腺上皮等处，并构成突触，引起效应细胞不同的生理效应。

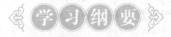
学习纲要

1. 掌握神经元的结构和分类；神经纤维的分类、形态和功能。
2. 熟悉突触的组成、分类和功能；血-脑屏障的构成及功能。
3. 了解神经胶质细胞的分类、形态和功能；神经末梢的分类、形态和功能。

自 测 题

一、名词解释

1. 尼氏体　2. 突触　3. 神经纤维　4. 神经末梢
5. 运动终板

二、填空题

1. 具有接受刺激、整合信息和传导冲动功能的细胞是

_____。

2. 在光镜下，神经元核周质内呈颗粒状或块状的嗜碱性物质称_____。
3. 以释放神经递质作为传递信息媒介的突触是_____。
4. 电突触的结构是_____。

5．小胶质细胞的功能是_____。

6．形成中枢神经系统有髓神经纤维髓鞘的细胞是_____。

7．由神经元轴突和外包裹神经胶质细胞所形成的结构称_____。

三、单项选择题

1．关于神经组织的构成，正确的是
   A．神经元和神经纤维
   B．神经元和神经胶质细胞
   C．神经元和结缔组织
   D．神经纤维和神经胶质细胞
   E．神经元和神经末梢

2．关于神经元的描述，错误的是
   A．由胞体、树突和轴突构成
   B．胞体是神经元营养代谢中心
   C．胞体和突起内均有神经原纤维
   D．胞体和突起内均有尼氏体
   E．细胞核大而圆，位居胞体中央

3．关于尼氏体的描述，错误的是
   A．为颗粒状或块状的嗜碱性物质
   B．由滑面内质网和游离核糖体构成
   C．具有合成神经递质等功能
   D．分布于神经元胞体和树突中
   E．作为判断神经元功能状态的形态标志

4．关于神经原纤维的描述，错误的是
   A．镀银染色呈棕黑色细丝
   B．由微管和微丝构成
   C．分布于神经元胞体和突起中
   D．作为细胞骨架，起支持作用
   E．参与物质运输

5．关于神经元突起的描述，错误的是
   A．突起可分为树突和轴突
   B．树突可有多个，而轴突仅有 1 个
   C．突起内均含有神经原纤维
   D．轴突能合成蛋白质和神经递质
   E．树突表面有受体，可接受刺激

6．关于化学性突触的描述，错误的是
   A．以神经递质作为传递信息的媒介
   B．由突触前成分、突触间隙和突触后成分构成
   C．突触小泡位于突触后成分中
   D．突触小泡含有神经递质等
   E．突触后膜有特异性受体和离子通道

7．电突触的结构是
   A．紧密连接　　　　B．中间连接
   C．桥粒　　　　　　D．缝隙连接
   E．半桥粒

8．参与血-脑屏障构成的神经胶质细胞是
   A．星形胶质细胞　　B．少突胶质细胞
   C．小胶质细胞　　　D．室管膜细胞
   E．施万细胞

9．具有吞噬功能的神经胶质细胞是
   A．星形胶质细胞　　B．少突胶质细胞
   C．小胶质细胞　　　D．室管膜细胞
   E．施万细胞

10．参与有髓神经纤维髓鞘形成的神经胶质细胞是
   A．星形胶质细胞　　B．少突胶质细胞
   C．小胶质细胞　　　D．室管膜细胞
   E．被囊细胞

11．关于周围神经系统的有髓神经纤维的描述，错误的是
   A．由神经元轴突和外包绕施万细胞构成
   B．髓鞘由施万细胞膜包绕轴突形成
   C．郎飞结处轴突裸露
   D．1 个施万细胞包绕形成 1 个结间体
   E．1 个施万细胞参与多条有髓神经纤维的形成

12．中枢神经系统的有髓神经纤维的构成是
   A．轴突和星形胶质细胞
   B．轴突和少突胶质细胞
   C．轴突和小胶质细胞
   D．轴突和施万细胞
   E．轴突和被囊细胞

13．下列不属于感受器的是
   A．游离神经末梢　　B．环层小体
   C．触觉小体　　　　D．肌梭
   E．运动终板

14．能感受痛、冷、热和轻触刺激的神经末梢是
   A．游离神经末梢　　B．触觉小体
   C．环层小体　　　　D．肌梭
   E．运动终板

15．能感受应力、振动和牵张刺激的神经末梢是
   A．游离神经末梢　　B．触觉小体
   C．环层小体　　　　D．肌梭
   E．运动终板

16．能感受肌纤维伸展和收缩牵张刺激的神经末梢是
   A．游离神经末梢　　B．环层小体
   C．触觉小体　　　　D．肌梭
   E．运动终板

17．关于运动终板的描述，错误的是
   A．感觉神经元的神经终末与骨骼肌纤维所形成的效应器
   B．属于化学性突触结构
   C．突触小泡位于突触前成分中
   D．突触小泡含有乙酰胆碱神经递质
   E．突触后膜为肌膜，含有乙酰胆碱受体

18．支配骨骼肌梭外肌收缩的神经元是
   A．α 运动神经元
   B．γ 运动神经元
   C．交感神经节前神经元
   D．锥体细胞
   E．梨状神经元

四、问答题

1．试述神经元胞体的结构和功能。

2．试述化学性突触的超微结构及功能。

3．神经胶质细胞的种类与作用有哪些？

第8章 循环系统

循环系统（circulatory system）是连续而封闭的管道系统，包括心血管系统和淋巴系统两部分。前者由心脏、动脉、毛细血管和静脉组成；后者则由毛细淋巴管、淋巴管、淋巴干、淋巴导管等组成。

心脏是循环系统的动力器官。动脉运送心脏搏出的血液到全身毛细血管，与组织细胞进行物质交换。根据动脉管径的粗细，可分为大、中、小和微动脉四级。毛细血管连接在微动脉与微静脉之间，是实现物质交换的重要结构。静脉是输送血液回心的血管；起端连于毛细血管，末端连至心房；根据管径粗细也可分为大、中、小、微静脉四级。

淋巴系统与静脉相连通，最终将淋巴液送入静脉血中，故淋巴系统是心血管系统中静脉部分的辅助回流管道。

心血管系统和淋巴系统的液体流注关系见图 8-1。

一、循环系统管壁的一般结构

循环系统除毛细血管和毛细淋巴管以外，其管壁结构一般可分为内膜、中膜和外膜三层（图 8-2）。

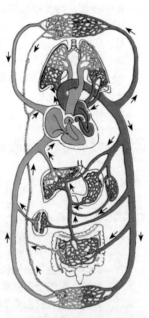 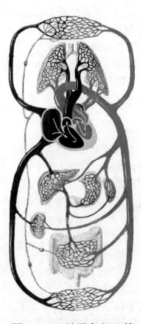

图 8-1　心血管系统与淋巴管系统的关系　　图 8-2　心脏及各级血管

1. 内膜（tunica intima）　一般又可分为三层，即内皮、内皮下层和内弹性膜。内皮属于单层扁平上皮，细胞长轴多与血流方向一致，其游离面光滑，可减少液体流动时的阻力。内皮外侧为内皮下层，由结缔组织构成。内皮下层与中膜之间有内弹性膜，由弹性纤维构成，镜下折光性明显，常呈波浪状，可以作为内膜与中膜的分界。

2. 中膜（tunica media）　由肌组织（平滑肌或心肌）和结缔组织构成。

3. 外膜（tunica adventitia）　外膜由疏松结缔组织构成，在较大的血管，外膜还含有营养血管、淋巴管和神经等结构。有的血管与中膜交界处尚可分出一层外弹性膜。

血管是连续的管道，由于各段血管的功能不同，其管壁的组成和分布形式也有所不同，有些血管还有血管瓣膜等附属结构。

二、循环系统各段管道的结构特点

（一）毛细血管

毛细血管（capillary）是微动脉的分支，管径最细，是分布最广的血管，分支吻合成网，在机体各器官、组织和细胞之间，行程迂曲，互相通连，血流缓慢，管壁薄，通透性高，总面积大，是体内实现物质交换的重要结构。

1. **毛细血管的结构**　毛细血管平均直径 6～8μm，血窦较大，直径可达 40μm，毛细血管的管壁最薄，结构简单，主要由一层内皮细胞和基膜构成。

2. **毛细血管的分类**

（1）连续毛细血管（continuous capillary）：广泛分布于肌组织、结缔组织、肺及中枢神经系统等器官内。其特点是内皮细胞借紧密连接形成一层连续性内皮，基膜完整。胞质内有许多吞饮小泡，其物质交换主要通过吞饮小泡的作用来完成（图 8-3）。

（2）有孔毛细血管（fenestrated capillary）：主要存在于胃肠黏膜、某些内分泌腺和肾小球等处。其特点是内皮细胞不含核的部分很薄，有许多贯穿胞质的内皮窗孔，一般有 4～6nm 的隔膜封闭。管壁通透性介于连续性毛细血管和血窦之间。其物质交换的功能主要通过内皮细胞的窗孔来完成。

（3）血窦（sinusoid）：又称窦状毛细血管，主要分布于肝、脾、骨髓及某些内分泌器官内。特点是腔大、形态不规则、内皮细胞间有较大的间隙。窦状毛细血管的物质交换是通过内皮细胞的间隙进行的。

（二）动脉

1. **大动脉（large artery）**　是将血液引流出心脏的管径大于 10mm 的血管。管壁中有多层弹性膜和大量的弹性纤维，故又称弹性动脉。大动脉管壁结构特点如下（图 8-4）。

考点：电镜下毛细血管的分类、结构特点及其分布

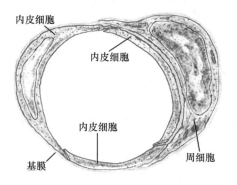

图 8-3　连续毛细血管超微结构

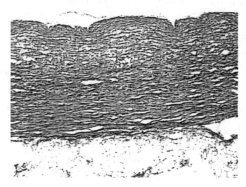

图 8-4　大动脉

（1）内膜：内皮、内皮下层和内弹性膜完整，内弹性膜与中膜的弹性纤维相连续，内膜与中膜无明显分界。

（2）中膜：主要有 40～70 层弹性膜构成，每层由弹性纤维相连，期间还有环形平滑肌及少量胶原纤维和弹性纤维。大动脉具有很强的弹性，对维持血液连续均匀流动起重要作用。

（3）外膜：较薄，无明显外弹性膜，由结缔组织构成，其间含有营养血管、淋巴管和神经等结构。

2. **中动脉**　人体内除大动脉外，凡解剖学中有名称的、管径为 1～10mm 的动脉，均属中动脉，中动脉的三层结构分界清楚。中动脉管壁主要是平滑肌，故又称肌性动脉（图 8-5）。

案例8-1

患者，男，55 岁。因头痛、头晕、头胀，伴耳鸣、眼花、心慌、乏力、失眠 1 年，近半个月余加重来医院就诊。体格检查：潮红面容，易怒，神志清楚，体温 36.7℃，呼吸 18 次 / 分，脉搏 70 次 / 分，血压：180/120mmHg。使用药物治疗 3 天后好转。2 周后诸症状减轻，头晕、头痛消失，血压平稳，血压 130/80mmHg。初步诊断：原发性高血压。

问题：1. 成年人的血压正常值是多少？

2. 中小动脉管壁平滑肌收缩如何调节血压？

3. 利用所学组织学知识解释高血压的症状。

（1）内膜：内膜位于管腔面，是三层膜中最薄的一层，表面是内皮；内膜下是很薄的内皮下层，与中膜交界处有一层内弹性膜。

（2）中膜：中膜较厚，主要有10～40层环形平滑肌组成，在平滑肌之间有少量弹性纤维和胶原纤维。平滑肌的舒缩可控制管径的大小，调节器官的血流量。

（3）外膜：外膜的厚度与中膜相近，由疏松结缔组织构成，多数中动脉的中膜与外膜交界处有明显的外弹性膜。

3. 小动脉和微动脉

（1）小动脉（samll artery）：小动脉管径在0.3～1mm，结构与中动脉相似，也属肌性动脉，较大的小动脉，内膜有明显的内弹性膜，中膜有几层平滑肌，外膜厚度与中膜相近，一般没有外弹性膜。管壁平滑肌舒缩时，可改变管径大小，对血流量及血压的调节起重要作用，故又称外周阻力血管（图8-6）。

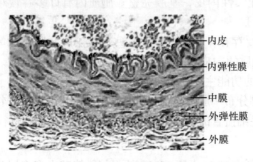
图 8-5 中动脉

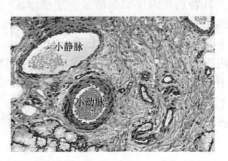
图 8-6 小动脉与小静脉

（2）微动脉（arteriole）：微动脉管径在0.3mm以下，管壁仅有内皮及1～2层平滑肌构成，外膜很薄。

链接 高血压

我国成年人安静状态下体循环动脉血压的正常值为收缩压90～139mmHg，舒张压60～89mmHg。动脉血压的高低也可以随年龄、性别、肥胖程度、精神状态而有所差异。安静时，当动脉血压达到或高于140/90mmHg时称为高血压。

体内中、小动脉中膜内含有大量的平滑肌，收缩时可以降低血液在身体周围的循环量，使中心血量增加，从而升高血压。

长期高血压时，外周阻力增大，左心室工作负荷加重，久之，左心室代偿性肥大，出现心慌、心悸等症状；脑内细小动脉痉挛和硬化，局部组织缺血，毛细血管通透性增高，可引起脑水肿，故出现头痛、头晕、眼花等症状；视网膜中央动脉硬化，检眼镜可见血管迂曲，动、静脉交叉有压迹。

高血压可分为：原发性高血压（也称高血压病），是指病因不明的高血压，占绝大多数，约占95%；另一种约占5%，高血压是某种疾病的表现，称继发性高血压。原发性高血压是以体循环动脉血压持续升高为主要表现的独立性全身性疾病，近年来本病的发病率逐年上升。原发性高血压的病因可能有遗传因素、精神因素、膳食因素和体重因素等。高血压是动脉粥样硬化、脑卒中及心力衰竭、肾衰竭的重要发病因素。

（三）静脉

与相应动脉相比，有如下特点（图8-7）。

1. 静脉数目多，管腔大而不规则，管壁薄，弹性小，故静脉管壁常塌陷。

2. 静脉管壁内、外弹性膜不发达，故三层膜区别不明显。中膜薄，外膜厚。

3. 管径在2mm以上的静脉常有静脉瓣。静脉瓣由内膜向管内突出而形成，有防止血液逆流的作用。

三、心

（一）心壁的结构特点

心壁的三层结构分别与血管的三层结构相对应。由内向为外依次是心内膜、心肌膜和心外膜（图8-8）。

1. 心内膜（endocardium）是被覆于心腔内面的一层光滑的膜，由内皮、内皮下层和心内膜下层组成。内皮与出入心脏的大血管内皮相连续，内皮下层由结缔组织构成；心内膜下层有较疏松的结缔组织构成，含血管、神经等结构，在心室的心内膜下层有心脏传导系统的分支。

2. 心肌膜（myocardium）构成心壁的主体，包括心室肌和心房肌两部分。心肌膜主要有心肌纤维构成，其间夹有少量疏松结缔组织和丰富的毛细血管。心室的心肌膜比心房的厚，两者的肌纤维互不连

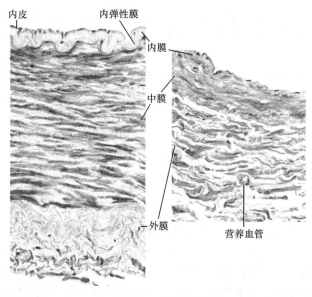

图 8-7　中静脉

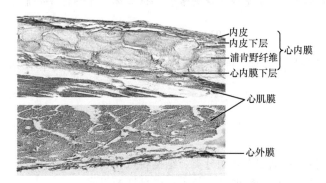

图 8-8　心壁结构

续，分别附着在房室交界处的纤维环上。心肌纤维大致可分为内纵、中环和外斜三层。

3. 心外膜（epicardium）　心外膜属心包膜的脏层，其结构为浆膜。心外膜的表层是间皮，深层有少量的结缔组织，内有血管、神经等。

（二）心瓣膜

心瓣膜是心内膜向心腔内突出而形成的片状结构，附于纤维上。心瓣膜的功能是保证血液定向流动。

（三）心脏的传导系统

心壁内有特殊心肌纤维组成的传导系统，其功能是自发性发生冲动并传至心脏各部，使心房肌和心室肌按一定的节律收缩，包括窦房结、房室结、房室束、左右房室束分支和浦肯野纤维。窦房结位于右心耳与上腔静脉交界处的心外膜深部，其余的部分均分布在心内膜下层，由结缔组织把它们和心肌膜隔开。组成心脏传导系统的心肌纤维有以下三型细胞。

考点：心脏传导系统的组成、分布

案例8-2

患者，女，58 岁。心悸、头晕、眼花、心动过速及过缓，因阵发性心悸、晕厥 1 个月余入院。近 1 个月来经常心悸，脉搏快达 180 次 / 分，持续 3～5 分钟又渐渐变慢，仅 40～50 次 / 分，期间晕厥两次。描记心电图有"窦性静止、阵发性室上性心动过速"，植入埋藏式心室起搏器，其后症状消失出院。

初步诊断：病态窦房结综合征。

思考：1. 心律不齐的原因是什么？

2. 心律不齐的发病症状有哪些？

3. 心脏传导系统与心律不齐的关系。

1. 起搏细胞（pacemaker cell）　位于窦房结和房室结的中心部位，细胞较小，呈梭形或多边形。胞质内细胞器较少，含糖原较多。生理学的研究证明，这些细胞是心肌兴奋的起搏点。

考点：心肌兴奋的起搏点

2. 移行细胞（transitional cell）　结细胞主要存在于窦房结和房室结的周边及房室束，起传导冲动的作用。结细胞的结构特点介于起搏细胞和心肌纤维之间，比心肌纤维细而短，胞质内含肌原纤维较起搏细胞略多。

3. 浦肯野纤维（Purkinje fiber）　又称束细胞。位于心室的心内膜下层，它们组成房室束及其分支。这种细胞比心肌纤维短而宽，细胞中央有1～2个核。胞质中有丰富的线粒体和糖原，肌原纤维较少，位于细胞周边。细胞彼此间有较发达的闰盘相连。房室束分支的末端与心室肌纤维相连，将冲动传到心室各处。

（四）心脏的功能

心是血液循环的动力器官，它收纳由静脉回心的血液，同时又把血液射入动脉，从而推动血液循环。

案例 8-2 提示

在心脏的传导系统中，窦房结和浦肯野细胞都是自律细胞，具有自动节律性、传导性、兴奋性和收缩性等生理特性。这个系统中的某一结构或功能发生异常就会导致心律失常。

心律失常是指各种原因引起心脏内冲动的形成和传导发生异常，并使心脏活动的频率和节律紊乱的病理现象。其病因为冠心病、风湿性心脏病、高血压心脏病、肺源性心脏病及电解质紊乱、内分泌失调等。诱发因素有精神紧张、大量吸烟、饮酒、喝浓茶或咖啡、过度失眠等。正常人也可以出现，为良性心律失常。其分类很多，如窦性心律失常、异位心律、冲动传导异常等。

四、微　循　环

考点： 解释 微循环

微循环是指体内微动脉与微静脉之间的血液循环。它是血液循环的基本功能单位，功能是实现物质交换。

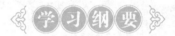

学 习 纲 要

1. 掌握心壁的结构特点；毛细血管的分类、结构特点和功能。
2. 熟悉各级动脉和各级静脉的管壁结构特点；微循环的组成。
3. 了解各级动脉的管壁结构特点和功能的关系。

自 测 题

一、名词解释

1. W-P 小体　2. 微循环　3. 周细胞

二、填空题

1. 在电镜下毛细血管分为三种类型，即_____、_____和_____。

2. 动脉包括_____、_____、_____和_____四种类型。

3. 心壁由内向外分为三层，分别为_____、_____和_____。

三、单项选择题

1. 弹性动脉指的是
　　A. 大动脉　　　　　B. 中动脉
　　C. 小动脉　　　　　D. 微动脉
　　E. 毛细血管前微动脉

2. 有孔毛细血管区别于连续毛细血管的主要特点是
　　A. 内皮细胞是连续的　B. 胞质内含吞饮小泡较多
　　C. 胞质薄，有许多小孔　D. 基膜薄而连续
　　E. 通透性较小

3. 构成中动脉中膜的主要成分是

　　A. 胶原纤维　　　　　B. 弹性纤维
　　C. 平滑肌纤维　　　　D. 网状纤维
　　E. 骨骼肌纤维

4. 血窦不存在于
　　A. 肝　　　　　　　　B. 胃肠黏膜
　　C. 骨髓　　　　　　　D. 肾上腺
　　E. 脾

5. 关于动脉的描述错误的是
　　A. 大动脉包括主动脉、颈总动脉、锁骨下动脉、髂总动脉等
　　B. 中动脉的管壁三层结构典型
　　C. 中动脉中膜由几十层环形平滑肌组成
　　D. 中动脉又称弹性动脉
　　E. 小动脉属肌性动脉

四、问答题

1. 比较大、中、小、微动脉的结构特点及其功能。
2. 试述电镜下毛细血管的分类、结构特点及其分布。
3. 试述心壁的结构。

第9章 免疫系统

考点：免疫系统组成

　　免疫是机体对抗原物质产生的一种生物学反应，机体对抗原物质的识别、自身活化、增殖、分化、产生效应物质发挥免疫效应的全过程，称免疫应答。将执行免疫功能的组织结构称为免疫系统（immune system）。免疫系统由免疫细胞、淋巴组织、免疫器官组成（图9-1）。免疫系统和其他系统一样，也受神经-内分泌系统的调节。

$$免疫系统\begin{cases}免疫细胞（淋巴细胞、浆细胞、巨噬细胞）\\淋巴组织（弥散淋巴组织、淋巴小结、淋巴索）\\免疫器官（胸腺、骨髓、淋巴结、脾、扁桃体）\end{cases}$$

图 9-1　免疫系统组成

链接 免疫系统与器官移植

　　用健康的组织器官代替病变器官而重建其正常的生理功能，长期以来一直是临床医生追求的目标。但由于同种异体移植物总是在移植后1周左右开始排斥，因此，器官移植一直都不能成功。由于移植排斥的机制不清，临床器官移植很长时间几乎处于停顿状态。器官移植学的真正突破是从理论上阐明了移植排斥的免疫学本质。20世纪40年代初期，英国动物学家Medawar用家兔进行的一系列皮肤移植的实验研究证明，器官移植排斥在本质上是受体的免疫系统对供体组织器官的免疫应答。从而揭开了移植免疫学研究的新领域，并为临床器官移植的实践奠定了基础。

　　免疫系统的主要功能：①免疫防御。识别和清除侵入机体的微生物、异体细胞或大分子物质（抗原）。②免疫监视。监视表面抗原发生变化的细胞（肿瘤细胞和病毒感染的细胞等）。③免疫稳定。识别和清除机体衰老死亡细胞，维持机体内部的稳定性。

一、免疫细胞

考点：免疫细胞的分类及各类免疫细胞的功能

　　参与免疫应答的细胞主要有两大类，即淋巴细胞和巨噬细胞。淋巴细胞是免疫系统的核心部分，是参与特异性免疫应答的主细胞。巨噬细胞具有捕获抗原的能力，也称为抗原呈递细胞。此外，粒白细胞、肥大细胞、红细胞等在一些免疫应答中也具有一定的功能。

（一）淋巴细胞

　　淋巴细胞是种类繁多、分工极细、功能各异的一个复杂的细胞群体。主要来源于骨髓的淋巴干细胞。

　　淋巴细胞依据表面标志、形态结构和功能表现的不同，一般将淋巴细胞分为三类（图9-2）

　　1. T细胞　又称胸腺依赖细胞，胸腺产生的初始T细胞进入周围淋巴器官或淋巴组织后，保持静息状态。一旦接触抗原呈递细胞呈递的、与其抗原受体相匹配的抗原

$$T细胞\begin{cases}效应性T细胞\begin{cases}辅助性T细胞\\抑制性T细胞\\细胞毒性T细胞（细胞免疫）\end{cases}\\记忆性T细胞\end{cases}$$

B细胞转化为浆细胞 →产生抗体→ 体液免疫

NK细胞 →无需抗体介导→ 直接杀伤靶细胞

图 9-2　淋巴细胞分类

肽，即转化为代谢活跃的大淋巴细胞，然后增殖分化。大部分为行使免疫功能的效应T细胞，小部分恢复静息状态，称记忆性T细胞。T细胞一般可分为三个亚群。①辅助性T细胞（helper T cell）：能识别抗原，分泌多种淋巴因子，它既能辅助B细胞产生体液免疫应答，又能辅助T细胞产生细胞免疫应答，是扩大免疫应答的主要成分。②抑制性T细胞（suppressor T cell）：能分泌的抑制因子可减弱或抑制免疫应答。它的免疫学特点是免疫无反应性和免疫抑制性，可以通过下调机体的免疫应答维持对自身和非自身抗原的免疫耐受，其数量和功能异常往往导致自身免疫性疾病。③细胞毒性T细胞（cytotoxic T cell）：在抗原的刺激下可增殖形成大量效应性T细胞，能特异性地杀伤靶细胞，是细胞

免疫应答的主要成分。

2. B 细胞　又称骨髓依赖细胞，初始 B 细胞离开骨髓，遇到与其抗原受体相匹配的抗原后，无需抗原呈递细胞中介，即可在在周围淋巴器官或淋巴组织中转化为大淋巴细胞，增殖分化成大量的效应 B 细胞（亦称浆细胞）和小部分记忆 B 细胞。浆细胞分泌抗体，从而清除相应的抗原，此为体液免疫应答。

3. NK 细胞　又称自然杀伤性淋巴细胞，它不需要抗体的存在，也不需要抗原的刺激即能杀伤靶细胞，如肿瘤细胞和病毒感染细胞。另外 NK 细胞还具有免疫调节作用，能产生多种细胞因子，通过这些细胞因子发挥免疫调节作用，以增强机体的抗感染和抗肿瘤的作用。

链接 艾滋病病毒破坏免疫系统机制查明

由多国科学家组成的研究小组表示，他们发现了艾滋病病毒通过向 T 细胞"弹射"分子开关，并关闭 T 细胞免疫功能的机制。同时，试管中的实验表明，他们能以阻断分子开关通道的方法重新恢复 T 细胞的功能。据介绍，科研小组对艾滋病病毒携带者的血样进行实验发现，采用抗体阻断血液细胞 PD-1 通道，可以极大地提高艾滋病病毒特异性 CD8 细胞针对病毒抗原而增生扩散的能力，以及提高 CD8 细胞中 γ- 干扰素的数量。同时，阻断 PD-1 通道还能促进病毒特异性 CD4 细胞的增殖，这表明曾被关闭的 T 细胞恢复到了正常的状态。小组带头人、帕特瑞斯艾滋病研究中心主任布鲁斯·沃克表示，由于阻断 PD-1 分子开关通道的药物目前已经存在，因此可以很快让新药进入临床试验。然而，他同时警告说，这些药物可能会引起十分严重的不良反应，如导致人体免疫系统攻击自身身体的自体免疫反应。

（二）浆细胞

浆细胞的形态结构特点见结缔组织部分。

（三）巨噬细胞与单核 - 吞噬细胞系统

单核 - 吞噬细胞系统是指分散在人体各处具有活跃吞噬及防御能力的细胞系统。单核 - 吞噬细胞系统具有多种功能。①吞噬杀伤作用：可杀伤多种病原微生物，是参与机体非特异性免疫防御作用的重要免疫细胞之一，并且能非特异识别和清除体内衰老的自身细胞，维持自身平衡和稳定；②抗原呈递作用：抗原只有通过抗原呈递细胞的处理以后才能使 T 细胞活化介导细胞免疫应答；③抗肿瘤作用：单核 - 吞噬细胞系统被某些因子活化后能有效杀伤肿瘤细胞；④分泌效应：单核 - 吞噬细胞系统可以分泌多种生物活性介质。

二、淋 巴 组 织

含有大量淋巴细胞的组织称为淋巴组织，是免疫应答的场所，一般将淋巴组织分为两种。

1. 弥散淋巴组织（diffuse lymphoid tissue）　弥散淋巴组织以网状细胞和网状纤维为支架，网眼中充满大量淋巴细胞及一些浆细胞、巨噬细胞和肥大细胞等。淋巴细胞无明显的境界，主要有 T 细胞和少量的 B 细胞。弥散淋巴组织是 T 细胞分裂、分化的部位。弥散淋巴组织中常见毛细血管后微静脉，它是淋巴细胞从血液进入淋巴组织的重要通道。

2. 淋巴小结（lymphoid nodule）　又称淋巴滤泡，呈椭圆形小体，边界清楚，含有大量 B 细胞和一定量的辅助性 T 细胞、滤泡树突细胞、巨噬细胞等。淋巴小结受抗原刺激后增大，产生生发中心（germinal center）。根据存在形式，淋巴小结又可分为孤立淋巴小结和集合淋巴小结。

三、淋 巴 器 官

考点：胸腺的结构与功能，淋巴结的结构与功能，脾的结构与功能

淋巴器官是以淋巴组织为主构成的器官，依据结构和功能的不同分两类。①中枢淋巴器官：包括胸腺和骨髓，它们是淋巴细胞早期分化的场所。中枢淋巴器官不受抗原刺激的直接影响。②周围淋巴器官：如淋巴结、脾和扁桃体，它们在胚胎时期已开始生长，但在出生后数月才逐渐发育完善。中枢淋巴器官不断地将淋巴细胞输入周围淋巴器官。周围淋巴器官是进行免疫应答的主要场所。

（一）胸腺

考点提示：人类中枢淋巴器官指的是什么器官？

胸腺位于胸骨后方，胸腔纵隔上部。胸腺在幼儿期较大，进入青春期以后逐渐缩小，到了老年期胸腺实质大多被脂肪组织代替。尽管成人胸腺退变，它仍然保持免疫潜能。

1. 胸腺的结构　胸腺分为左、右两叶，外有薄层结缔组织被膜，结缔组织伸入胸腺内部形成小叶间隔，把胸腺实质分割成许多胸腺小叶（图 9-3）。每一小叶又可分为周边的皮质和中央的髓质。皮质内

髓质 皮质

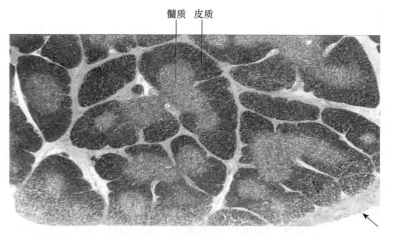

图 9-3　胸腺（低倍镜下）

胸腺细胞密集，着色深；髓质内胸腺细胞较疏，着色较浅。各小叶的髓质相互连接。胸腺为 T 细胞的发育提供了特殊的微环境。

（1）皮质（cortex）：由上皮性网状细胞和网眼中大量密集的胸腺细胞、巨噬细胞等构成。上皮性网状细胞多呈星形，有突起，相邻上皮细胞的突起以桥粒连接成网，主要分泌胸腺素和胸腺生成素，是胸腺细胞发育所必需的。

胸腺细胞（thymocyte）：即在胸腺内发育的早期 T 细胞，主要分布在胸腺皮质内，占胸腺淋巴细胞总数的 85%～90%。淋巴干细胞进入胸腺后，先发育为早期胸腺细胞，体积较大，数量较少。只有少量的 T 细胞发育成熟并从毛细血管后微静脉进入血液循环，迁移到全身各处的淋巴组织和免疫器官的胸腺依赖区。

（2）髓质（medulla）：细胞成分与皮质相同，但上皮性网状细胞多而分布密集，胸腺细胞较少而分布稀疏，属小淋巴细胞，故髓质染色较皮质浅淡。髓质内常见胸腺小体，呈圆形或卵圆形，大小不等，由数层至数十层呈同心圆排列的扁平上皮性网状细胞组成，是胸腺结构的重要特征。胸腺小体的主要功能是刺激胸腺 DC 的成熟，后者能诱导胸腺内调节性 T 细胞的增殖和分化（图 9-4）。

血 - 胸腺屏障：腺皮质的毛细血管及其周围的结构，具有屏障作用，称为血 - 胸腺屏障（blood-thymus barrier）。它由下列数层构成：①连续性毛细血管内皮；②完整的内皮基膜；③血管周隙，其中含有巨噬细胞；④上皮性网状细胞的基膜；⑤一层连续的上皮性网状细胞（图 9-5）。

血 - 胸腺屏障能阻止血液中大分子抗原物质进入胸腺皮质内，从而保证皮质中的淋巴细胞能在相对

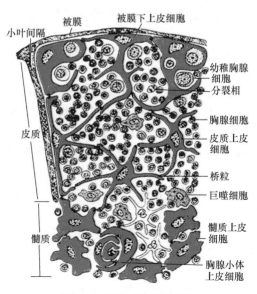

图 9-4　胸腺（高倍镜下）

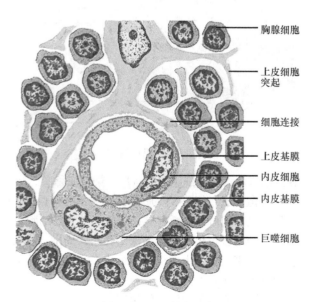

图 9-5　血 - 胸腺屏障

稳定的微环境中发育成熟。

2. 胸腺的功能

（1）分泌激素：能分泌胸腺素和胸腺生成素，这些激素对 T 细胞增殖和发育成熟起重要作用。

（2）培育 T 细胞：胸腺是 T 细胞培育成熟的主要部位。

（二）骨髓

骨髓位于骨髓腔内，是人类 B 细胞分化发育成熟的场所，是体液免疫应答的场所，也是各类血细胞和免疫细胞的发源地。

1. 骨髓的结构　骨髓位于骨髓腔内，由造血组织和血窦构成。造血组织主要由骨髓基质细胞和造血细胞构成。

2. 骨髓的功能　骨髓内有大量的造血干细胞，造血干细胞具有分化成不同血细胞的能力，故被称为多能造血干细胞。骨髓基质细胞和其产生的多种细胞因子构成造血干细胞的分化微环境。骨髓造血干细胞首先分化为髓系祖细胞和淋巴系祖细胞。髓系祖细胞最终发育为粒细胞、单核细胞、红细胞、血小板。淋巴祖细胞一部分经血迁入胸腺，发育成为成熟 T 细胞和自然杀伤细胞（NK 细胞）；另一部分则在骨髓内继续分化为 B 细胞，然后经血液循环迁至外周免疫器官。骨髓也是再次免疫应答的场所，所产生的抗体是血清抗体的主要来源。骨髓功能缺陷可导致体液免疫和细胞免疫均缺陷。

案例9-1

患儿，男，5 岁。因颈部肿物来院检查。体检：消瘦，颈部两侧可触及数个花生米大小的淋巴结，轻度粘连，稍有压痛。血液检查：红细胞 5×10^{12}/L，白细胞总数 9×10^9/L：中性粒细胞 0.30，嗜酸性粒细胞 0.02，淋巴细胞 0.60，单核细胞 0.08。结核菌素试验强阳性。

初步诊断：颈淋巴结核。建议 X 线胸部透视。

问题： 1. 淋巴结作为免疫器官，在免疫过程中起什么作用？

2. 初步诊断为颈淋巴结核，还有什么证据？

3. 为何建议进一步做 X 线胸部透视？

（三）淋巴结

淋巴结呈卵圆形，一侧稍有凹陷称为门，有 1～2 条淋巴管从门穿出，称为淋巴输出管；淋巴结凸侧有多条输入淋巴管经被膜进入其内，称为淋巴输入管；淋巴输出管可以再进入另一个淋巴结，也可汇入较大的淋巴管。淋巴结是过滤淋巴液的器官，也是机体最重要的免疫器官。

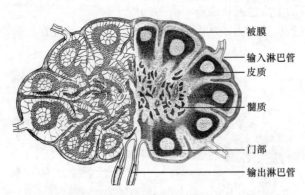

图 9-6　淋巴结结构

1. 淋巴结的结构　淋巴结表面有结缔组织构成的被膜。被膜结缔组织深入淋巴结内，形成小梁，小梁相互连接成网，构成淋巴结的支架。淋巴结的实质由淋巴组织构成，可分为皮质和髓质两部分。

（1）皮质：位于被膜下方，由浅层皮质、副皮质区和皮质淋巴窦组成（图 9-6）。

淋巴小结位于皮质浅层，由密集的淋巴细胞形成球状结构，是 B 细胞增殖的场所。淋巴小结受抗原刺激后，在其中央部分出现浅色区，称生发中心。生发中心的 B 淋巴细胞能分裂、分化产生新的 B 淋巴细胞。这些细胞弱嗜碱性，染色质稀疏，故着色浅。

弥散淋巴组织位于皮质深层，主要由胸腺迁来的 T 细胞构成，故称胸腺依赖区或副皮质区。在副皮质区可见毛细血管后微静脉，是血液中淋巴细胞进入胸腺依赖区的门户。

皮质淋巴窦位于被膜的深面和小梁周围，主要为被膜下淋巴窦。在被膜侧有数条输入淋巴管通入被膜下淋巴窦。窦壁由内皮细胞组成。淋巴窦内附有许多巨噬细胞，淋巴液在淋巴窦内流动缓慢，有利于巨噬细胞清除异物。

（2）髓质：位于淋巴结深部，由髓索和髓窦组成。髓索由密集的淋巴组织构成，互相连接成网，其内主要含 B 细胞及一些 T 细胞、浆细胞、巨噬细胞等。在髓索与髓索之间，髓索与小梁之间的空隙即是髓窦，其结构与皮质淋巴窦相似，但较宽大，腔内巨噬细胞较多，有较强的滤过功能。流入髓窦的淋巴液，最后汇入输出淋巴管。

2. 淋巴结的主要功能

（1）滤过淋巴液：当大分子抗原物质、细菌等流入淋巴窦后，由于流速缓慢，在淋巴窦内的巨噬细胞便能将这些抗原物质及细菌及时吞噬，从而起到滤过淋巴液的作用。

（2）进行免疫应答：病菌等抗原物质进入淋巴结，首先被巨噬细胞吞噬、处理。处理后的抗原物质能激活 B 细胞并使其转化为浆细胞，产生抗体，行使体液免疫功能；被处理的抗原物质也可激活 T 细胞，形成效应性 T 细胞，行使细胞免疫功能。所以淋巴结是重要的免疫器官。

（3）T 细胞和 B 细胞定居的场所：淋巴结是成熟 T 细胞和 B 细胞定居的主要部位。其中，T 细胞占淋巴结内淋巴细胞总数的 75%，B 细胞占 25%。

（4）参与淋巴细胞再循环：淋巴细胞在血液、淋巴液、淋巴器官和组织间反复循环的过程称为淋巴细胞再循环。淋巴细胞再循环使淋巴细胞有更多的机会与抗原和抗原呈递细胞接触，淋巴组织不断从循环中补充新的淋巴细胞，以增强机体的免疫功能。

链接 体表淋巴结肿大的原因

1. 淋巴结炎　由所属部位的某些急慢性炎症引起。如化脓性扁桃体炎、牙龈炎可引起颈部淋巴结肿大。一般初肿时柔软，有压痛、表现光滑、无粘连，肿大到一定程度即止；慢性时则较硬，当炎症消散后仍可逐渐缩小或消退。

2. 淋巴结结核　常发生在颈浅淋巴结，大小不等，可互相粘连或与周围组织粘连，压痛不明显，如内部发生干酪性坏死，则可触到波动。晚期破溃后形成瘘管，愈合后可形成瘢痕。

3. 恶性肿瘤转移　转移淋巴结质地坚硬，有橡皮样感，一般无压痛。胸部肿瘤和肺癌可向右侧锁骨上窝或腋部淋巴结转移，胃癌多向左侧锁骨上窝淋巴结转移。

4. 淋巴系统肿瘤　恶性淋巴瘤，其特点是淋巴结肿胀的部位可以遍及全身，大小不等，无粘连，活动度较好。

（四）脾

脾是人体最大的周围免疫器官，位于血液循环的通路上，有滤过血液和免疫应答等功能。脾在胚胎时是造血器官，自骨髓开始造血后，脾演变成人体最大的淋巴器官。

1. 脾的结构　脾被膜由一层较厚的致密结缔组织构成，表面覆有间皮，被膜结缔组织深入实质形成网状支架，称为小梁。脾的实质不分皮质和髓质，而分成白髓、红髓和边缘区三部分，脾内只有血窦没有淋巴窦。

（1）白髓（white pulp）：由密集淋巴组织组成，包括动脉周围淋巴鞘和淋巴小结两部分。动脉周围淋巴鞘有中央动脉穿行其中，主要是 T 细胞，属脾的胸腺依赖区。淋巴结又称脾小结，位于动脉周围淋巴鞘的一侧，结构与淋巴结的淋巴小结相同，主要由大量 B 细胞构成。

（2）红髓（red pulp）：占脾实质的 2/3，由脾索（splenic cord）和脾窦（splenic sinus）组成，因含有大量红细胞，所以呈红色。脾索主要是 B 细胞，互相连接成网。脾窦为血窦，位于脾索间。窦壁内皮细胞呈杆状，细胞之间有裂隙，基膜不完整，有利于血细胞自由地进出。

（3）边缘区（marginal zone）：位于白髓和红髓交界处，含有 T 细胞、B 细胞、巨噬细胞及少量的血细胞。边缘区内有一些微小动脉直接开口于此，所以它是淋巴细胞从血液进入淋巴组织的重要通道，也是脾接触抗原并引起免疫应答的重要部位。

2. 脾的功能

（1）滤血：体内约 90% 的循环血液要流经脾，脾内的巨噬细胞和树突状细胞可吞噬和清除血液中的病原体和衰老死亡的血细胞从而发挥过滤作用。

（2）造血：胚胎早期脾有造血功能，出生后，脾的主要功能是产生淋巴细胞，但其内仍含有少量造血干细胞，在机体严重缺血或某些病理状态下，脾可以恢复造血功能。

（3）储血：脾可储存大约 40ml 的血液，当机体需要血时，脾可借平滑肌的收缩，将其中储存的血液输入血循环，脾随即缩小。

（4）参与免疫应答：脾内的淋巴细胞有 55% 的 B 细胞、40% 的 T 细胞，其余为 K 细胞、NK 细胞及少量干细胞。受抗原刺激时，可产生相应的免疫应答。脾是体内产生抗体最多的器官。

（五）扁桃体

扁桃体包括舌扁桃体、咽扁桃体、腭扁桃体等。在呼吸道和消化道的交会处组成咽淋巴环，它们的结构基本相同，其特点是在复层扁平上皮下固有层内含有大量淋巴组织。

扁桃体属机体第一道防线，是一个容易接受抗原刺激的周围免疫器官，可引起局部免疫应答，对机体有重要的防御、保护作用。同时也容易遭受病菌侵袭，常常引起炎症。

学习纲要

1. 掌握淋巴组织的形态结构特点及功能。血-胸腺屏障的构成及功能。
2. 熟悉淋巴器官胸腺、淋巴结和脾的形态结构特点及功能。
3. 了解主要的免疫细胞和功能；扁桃体的形态结构特点及功能。

自测题

一、名词解释

1. 弥散淋巴组织 2. 脾小体 3. 血-胸腺屏障
4. 动脉周围淋巴鞘 5. 淋巴细胞再循环

二、填空题

1. 淋巴结皮质由_____、_____和_____构成；髓质由_____和_____构成。
2. T细胞根据功能分为_____、_____和_____三个亚群。
3. 脾白髓由_____、_____和_____构成；红髓由_____和_____构成。

三、单项选择题

1. 对于淋巴小结的描述，错误的是
   A. 呈球形
   B. 主要由密集的 B 细胞组成
   C. 其数量和大小基本保持不变
   D. 有小结帽
   E. 生发中心分明区和暗区
2. 淋巴结内发生体液免疫应答的主要场所是
   A. 浅层皮质   B. 副皮质区
   C. 皮窦   D. 髓窦

E. 毛细血管后微静脉
3. 淋巴结的 T 细胞主要分布于
   A. 浅层皮质   B. 副皮质区
   C. 髓索   D. 淋巴窦
   E. 生发中心
4. 脾内动脉周围淋巴鞘是
   A. 脾白髓内的淋巴小结
   B. 脾红髓内的脾索
   C. 脾的中央动脉
   D. 脾白髓内的胸腺依赖区
   E. 脾的边缘区
5. 脾滤血的场所是
   A. 髓窦   B. 脾窦和边缘区
   C. 脾小体   D. 动脉周围淋巴鞘
   E. 脾索和边缘区

四、问答题

1. 试述胸腺的结构与功能。
2. 比较淋巴结和脾的结构特点和功能。
3. 试述淋巴结内的淋巴通路。

第10章 消 化 管

消化系统正是由消化管和消化腺组成的。

一、消化管壁的一般结构

消化管壁（除口腔与咽）就像直径由小到大的四个套管依次相套，自内向外均分为黏膜层、黏膜下层、肌层与外膜四层（图10-1）。

考点：消化管壁分为哪几层

> **链接** *神奇的消化管*
> 消化管中神奇之处无处不在。牙不仅是体内最坚硬的器官，其咬力也相当了得，美国的理查德·霍夫曼竭尽"牙力"将咬力器死命一咬，显示屏上442.25kg的数字神奇地滞留了2秒。胃是容积最大的器官之一，成年人可达3000ml，不仅如此，胃还能分泌体内最"酸"的液体——胃液，其pH为0.9~1.5，而且消化管壁内有20多种内分泌细胞，其数量之多，分布范围之广，堪称人体内分泌系统之最。另外，成年人小肠长达5~7m，内表面积达200~400m²，比一般的礼堂还要大。多么神奇的消化管呀，让我们快快走近它吧！

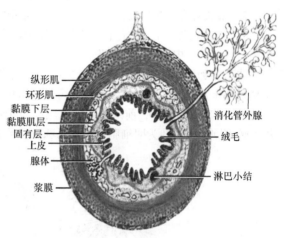

图 10-1　消化管壁一般结构

（一）黏膜

黏膜（mucosa）自内而外依次分为上皮、固有层和黏膜肌层三层，是消化管各段结构差异最大、功能最重要的部分。

1. 上皮　消化管两端（口腔、咽、食管、肛门）为复层扁平上皮，主要起保护作用，其余为单层柱状上皮，以消化吸收功能为主。上皮与管壁内腺体细胞移行相连，故管壁内腺体多直接或间接开口于消化腔。

考点：消化管壁上皮配布及功能

2. 固有层（lamina propria）　为疏松结缔组织，细胞成分较多，纤维较细密，内含丰富的毛细血管和毛细淋巴管。胃肠固有层内富含腺体和淋巴组织，与消化管吸收功能密切相关。

3. 黏膜肌层（muscularis mucosa）　为薄层环形平滑肌，其收缩可促进固有层内的腺体分泌物排出和血液运行，有利于物质吸收和转运。

（二）黏膜下层

黏膜下层（submucosa）为较致密的结缔组织，含小动脉、小静脉、淋巴管和黏膜下神经丛。在食管及十二指肠的黏膜下层内分别有食管腺和十二指肠腺。黏膜下层中还有黏膜下神经丛，由多极神经元与无髓神经纤维构成，可调节黏膜肌的收缩和腺体分泌。食管、胃和小肠等部位的黏膜与黏膜下层共同向管腔内突起，形成皱襞（plica）。

（三）肌层

食管上段与肛门处的肌层为骨骼肌，食管中段平滑肌、骨骼肌混合存在，下段为平滑肌，其余各部均为平滑肌。肌层一般分为内环行、外纵行两层，其间有肌间神经丛，调节肌层的运动。

（四）外膜

外膜分纤维膜和浆膜，纤维膜分布于食管和大肠末段，由薄层结缔组织构成；浆膜由薄层结缔组织与间皮共同构成，主要分布于胃肠道。

二、口 腔 与 咽

（一）口腔黏膜的一般结构

口腔黏膜只有两层：上皮和固有层。上皮为复层扁平上皮，固有层内富含毛细血管和感觉神经末梢的结缔组织突向上皮形成乳头。固有层下连骨骼肌或骨膜。

（二）舌

舌由表面的黏膜和深部的舌肌组成。舌内肌由纵行、横行及垂直走行的骨骼肌纤维束交织构成。收缩可使舌变短、变窄和变薄，进而改变舌的形状。黏膜由复层扁平上皮与固有层组成，舌下黏膜上皮菲薄，通透性好，是口内吸收能力最强的部位。舌背部黏膜形成许多乳头状隆起，称舌乳头（lingual papillae），主要有三种。

考点： 舌乳头种类

1. **丝状乳头**　数量最多，呈丝绒状，遍布于舌背。乳头浅层上皮细胞角化脱落，外观白色，称舌苔。

2. **菌状乳头**　数量较少，多位于舌尖与舌缘，呈菌落状，散在于丝状乳头之间。乳头内有味蕾。

3. **轮廓乳头**　有10余个，位于舌界沟前方。形体较大，顶部平坦，乳头周围的黏膜凹陷形成环沟，沟两侧的上皮内有较多味蕾。

味蕾为卵圆形小体，成人约有3000个，主要分布于菌状乳头和轮廓乳头，少数散在于软腭、会厌及咽等部上皮内。在HE染色切片上可见味蕾由三种细胞构成，长梭形的暗细胞、明细胞及味蕾深部锥形的基细胞（图10-2），前两种细胞基底面与味觉神经末梢形成突触。而基细胞属未分化细胞，首先分化为暗细胞，再成熟为明细胞。味蕾是味觉感受器。

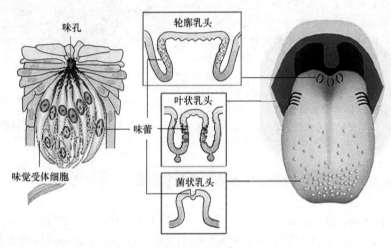

图 10-2　味蕾

（三）牙

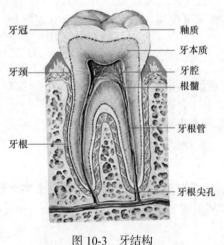

图 10-3　牙结构

牙由牙本质、釉质、牙骨质三种钙化的硬组织和牙髓软组织构成。牙根周围尚有牙周膜、牙龈等牙周组织（图10-3）。

1. **牙本质（dentin）**　牙本质是牙的主体，构成牙的轮廓。牙本质主要由牙本质小管与间质构成。牙本质对冷、酸和机械刺激极其敏感，可引起酸、痛的感觉。由龋齿表现可见一斑。

2. **釉质（enamel）**　相当于包在牙冠部的牙本质表面的一层硬壳，其中无机物约占96%，是体内最坚硬的结构。釉质由釉柱和极少量的间质构成。釉柱呈棱柱状，主要成分为羟基磷灰石结晶。是人体内最坚硬的物质，起咀嚼食物作用。

3. **牙骨质（cementum）**　包在牙根部牙本质外面，组成及结构与骨组织非常相似。

4. **牙髓（dental pulp）**　为疏松结缔组织，内含自牙根孔进入的血管、淋巴管和神经纤维，对牙本质和釉质具有营养作用。

5. **牙周膜（peridental membrane）**　是位于牙根与牙槽骨间的致密结缔组织，内含较粗的胶原纤维束，其一端进入牙骨质，另一端伸入牙槽骨，将两者牢固连接。

6. **牙龈（gingiva）**　是由复层扁平上皮及固有层组成的黏膜，点缀在牙颈周围。因牙龈内富含血管，决定了其颜色和受损易出血的特点。

（四）咽

咽壁的结构有以下三层。

1. 黏膜　由上皮和固有层组成。口咽表面覆以未角化的复层扁平上皮，鼻咽和喉咽主要为假复层纤毛柱状上皮。固有层的结缔组织内有丰富的淋巴组织及黏液腺或混合腺。

2. 肌层　由内纵行与外斜或环行的骨骼肌组成。

3. 外膜　外膜为纤维膜。

三、食　管

食管的管壁有四层典型结构（图 10-4）。各层结构的特殊性表现如下。

1. 黏膜　上皮为复层扁平上皮，食管下端的复层扁平上皮与胃贲门部的单层柱状上皮骤然相接，是食管癌的易发部位。

2. 黏膜下层　结缔组织中含较多黏液性的食管腺，其导管穿过黏膜开口于食管腔。

3. 肌层　分内环行与外纵行两层。

4. 外膜　外膜为纤维膜。

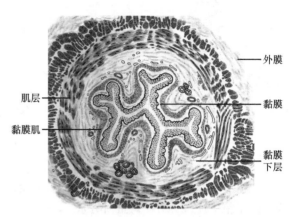

图 10-4　食管壁的一般结构（横切）

四、胃

案例10-1

患者，男，62 岁。既往有酗酒史 22 年，间歇性剑下疼痛、反酸、食欲差 12 年。1 年前除夕夜饱食并饮酒后，因酒后急性上腹疼痛并转移性右下腹痛来诊，到医院检查上消化道钡剂示胃窦部"龛影"。查白细胞 $11×10^9$ 个 /L，板状腹。初步诊断：胃溃疡并发胃穿孔。

问题： 1. 试述胃液的产生种类及作用。

　　　　 2. 请根据学过的知识，归纳诱发此病的原因及好发部位的组织学演变过程。

（一）黏膜

胃空虚时腔面可见许多纵行皱襞，充盈时皱襞几乎消失。黏膜表面有约 350 万个不规则的小孔，称胃小凹。每个胃小凹底部与 3～5 条腺体通连（图 10-5）。

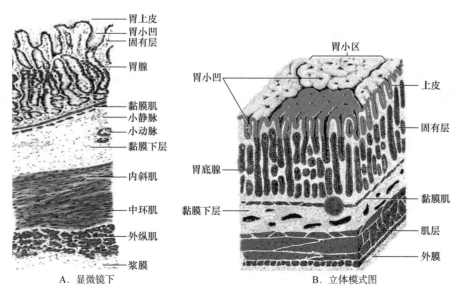

A. 显微镜下　　　　　　　　　　　B. 立体模式图

图 10-5　胃底和胃体结构

1. 上皮　为单层柱状，主要由表面黏液细胞组成。细胞核椭圆形位于基底部；顶部胞质充满黏原颗粒，在 HE 染色切片上着色浅淡以至透明；细胞间有紧密连接。此细胞分泌含高浓度碳酸氢根的不可

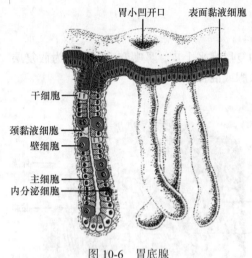

干细胞
颈黏液细胞
壁细胞
主细胞
内分泌细胞

胃小凹开口　表面黏液细胞

图 10-6　胃底腺

考点：胃底腺的细胞及对应功能

溶性黏液，覆盖于上皮表面，与细胞间紧密连结一起构成胃黏膜屏障，对胃壁有保护作用。

2. 固有层　含大量管状的胃腺，这些腺体很像形状各异的深水井，井壁由形态、功能各异的花砖（细胞）砌成，只不过是这些花砖有不停地产生分泌物的功能。根据所在部位和结构的不同，胃腺又分为胃底腺、贲门腺和幽门腺。腺之间及胃小凹之间有少量结缔组织。

（1）胃底腺（fundic gland）：又称泌酸腺（oxyntic gland），分布于胃底和胃体部，约有 1500 万条，是胃黏膜中最重要的腺体。胃底腺呈分支管状，可分为峡、颈、底三部，胃底腺由主细胞、颈黏液细胞、干细胞和内分泌细胞组成，接近贲门部的腺中主细胞多，毗邻幽门部的胃底腺中壁细胞多（图 10-6）。

1）主细胞（chief cell）：又称胃酶细胞（zymogenic cell），数量最多，主要分布于腺底部。细胞呈柱状，核圆形，位于基部；胞质基部呈强嗜碱性，顶部充满酶原颗粒，主细胞分泌胃蛋白酶原。

2）壁细胞（parietal cell）：又称泌酸细胞（oxyntic cell），在峡、颈部较多。此细胞体积大，多呈圆锥形。核圆而深染，居中，可有双核；胞质呈均质而明显的嗜酸性。壁细胞的主要功能是合成盐酸。盐酸（也称胃酸）能激活胃蛋白酶原，使之转变为胃蛋白酶，并为其活性提供所需的酸性环境，以对食物蛋白质进行初步分解；盐酸还有杀菌作用。另外，人的壁细胞尚分泌内因子，内因子与食物中的维生素 B_{12} 结合成复合物，促进回肠吸收维生素 B_{12} 入血，内因子缺乏，维生素 B_{12} 吸收障碍，可出现恶性贫血。

3）颈黏液细胞：较小，位于胃底腺颈部，呈楔形夹在其他细胞之间。其分泌物为可溶性的酸性黏液。

4）干细胞：存在于从胃底腺颈部至胃小凹深部一带，有增殖分化成其他胃底腺细胞的功能。

5）内分泌细胞：分泌的组胺和生长抑素，调控壁细胞功能。

（2）贲门腺：分布于近贲门处宽 1～3cm 的区域，为黏液腺。

（3）幽门腺：分布于幽门部宽 4～5cm 的区域，亦为黏液腺。内有很多 G 细胞，产生胃泌素，可刺激壁细胞分泌盐酸，还能促进胃肠黏膜细胞增殖，使黏膜增厚。

3. 黏膜肌层　由内环行与外纵行两薄层平滑肌组成。

（二）黏膜下层

黏膜下层为较致密的结缔组织，内含较大的血管、淋巴管和神经，还可见成群的脂肪细胞。

（三）肌层

肌层较厚，一般由内斜行、中环行和外纵行三层平滑肌构成。环行肌在贲门和幽门部增厚，分别形成贲门括约肌和幽门括约肌。它们犹如贲门、幽门处预置的大量环形橡皮筋，胃靠它们的舒缩调节食物出入胃的速度。

链接　消化管中的"危险地段"

食管下端的复层扁平上皮与胃贲门的单层柱状上皮骤然相接，是食管癌的易发部位；胃窦和胃小弯侧胃壁上皮可发生肠上皮化生，出现本不该存在的杯状细胞。

该处存在的杯状细胞，成为胃癌的易发部位；直肠与大便的长期接触，使直肠成为大肠癌的易发部位。因此，我们把食管下段、胃窦部和胃小弯侧胃壁及大肠中的直肠段称为消化管中的"危险地段"。

（四）外膜

外膜为浆膜。

五、小　肠

小肠是消化管中最长的一段，对缓缓运来的形形色色的美味佳肴，进行一番去粗取精、去伪存真、由大化小的"深加工"（消化），通过其广大的内表面积（成人 200～400m^2），摄取了其中的绝大部分精华后（吸收），将剩余部分推给大肠，因此，小肠是消化吸收的最重要的场所。那么，小肠中哪些结构与消化吸收功能相适应呢？

（一）黏膜

1. 环行皱襞　由黏膜下层，黏膜共同凸向腔面而形成，距幽门约 5cm 处开始出现，在十二指肠末段和空肠头段最发达，向下逐渐减少、变矮，至回肠中段以下基本消失。

链接 最精彩的板块——小肠

进入小肠，你才进入到消化管最精彩绝伦的部分，它就像是美轮美奂的海底世界，这里不仅有随处可见的"层峦叠嶂"（皱襞），密密麻麻的"山丘"（绒毛），郁郁葱葱的"植被"（微绒毛）；更有汩汩外溢的"涌泉"（肠腺），它们一方面增加了吸收面积，另一方面还产生了大量消化液，使小肠变成了消化吸收最重要的场所。

2. 肠绒毛　由黏膜的上皮和固有层向肠腔突起而成，长 0.5～1.5mm，形状不一。环行皱襞和绒毛使小肠内表面积扩大 20～30 倍。

3. 上皮与微绒毛　小肠内的上皮以柱状细胞为主，小肠上皮于绒毛根部与固有层内小肠腺上皮相延续，并形成肠腺于肠腔的开口。绒毛部及小肠腺上皮种类及结构对应功能见表 10-1。

表 10-1　绒毛部及小肠腺上皮种类及结构对应功能

部位		细胞种类及特殊结构特点	功能
绒毛部	吸收细胞：微绒毛及细胞衣		消化吸收的主要部位，参与分泌性免疫球蛋白的释放，分泌肠致活酶
	杯状细胞		分泌黏液
	内分泌细胞		分泌激素促进碱性胆汁、胰液，中和胃酸
小肠腺	吸收细胞		消化吸收的主要部位参与分泌性免疫球蛋白的释放，分泌肠致活酶
	杯状细胞		分泌黏液
	内分泌细胞		分泌激素促进碱性胆汁、胰液，中和胃酸
	潘氏细胞：胞质内含粗大嗜酸性颗粒，为小肠腺特征性细胞		分泌的防御素、溶菌酶有杀灭肠道微生物作用
	干细胞		增殖分化以补充以上四类细胞

考点： 吸收细胞的主要功能及小肠腺的细胞种类

考点： 扩大小肠内表面积的结构

考点： 小肠消化吸收的重要结构

由此可见，环状皱襞、绒毛、微绒毛，使小肠内表面积扩大 600～900 倍，成人增至 200～400m²，这些结构增加了小肠的吸收面积，不仅如此，因微绒毛游离面细胞衣内存在着大量消化酶及细胞质内发达的细胞器参与脂类吸收与转运，细胞表面的细胞衣成了消化吸收的主要部位。

4. 固有层与肠腺　在细密的结缔组织中有大量开口于肠腔的小肠腺，小肠腺的细胞包括吸收细胞、杯状细胞、少量内分泌细胞、潘氏细胞（Paneth cell）和干细胞。绒毛中轴的固有层结缔组织内有 1～2 条纵行毛细淋巴管，称中央乳糜管（central lacteal），它以盲端起始于绒毛顶部，管腔大，无基膜，内皮细胞间隙宽，故通透性大，一些大分子物质，如乳糜微粒进入此管。此管周围有丰富的有孔毛细血管，肠上皮吸收的氨基酸、单糖等水溶性物质主要经此入血。绒毛内还有少量平滑肌细胞，其收缩使绒毛变短，利于淋巴和血液运行。

5. 黏膜肌层　由内环行和外纵行两薄层平滑肌组成。

（二）黏膜下层

在较致密的结缔组织中有较多血管和淋巴管。十二指肠的黏膜下层内有大量十二指肠腺，为复管泡状黏液腺，其导管穿过黏膜肌开口于小肠腺底部（图 10-7）。此腺分泌黏稠的碱性黏液（pH 8.2～9.3），保护十二指肠免受胃酸侵蚀。

（三）肌层

由内环行和外纵行两层平滑肌组成。

（四）外膜

除部分十二指肠壁为纤维膜外，余均为浆膜。

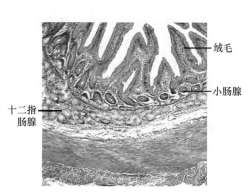

绒毛

小肠腺

十二指肠腺

图 10-7　十二指肠（横切）

六、大　肠

大肠又分为盲肠、阑尾、结肠、直肠和肛管，有人把大肠看作默默无闻的"奉献者"，也有人把它看作消化系统的"垃圾筒"，筒的下端配备有一个非常精巧的"闸门"（肛门括约肌），肩负着确保大肠内"垃圾"（大便）不能随时随地外漏的神圣使命。大肠是食物在消化管内旅游的最后阶段，主要功能是吸收水分和电解质，将食物残渣形成粪便。

（一）盲肠、结肠与直肠

这三部分大肠的组织学结构基本相同（图10-8）。

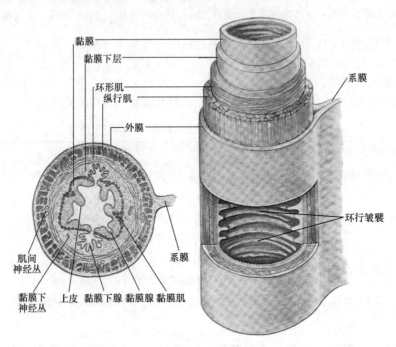

图 10-8　结肠

1. 黏膜　无绒毛；有半月形皱襞，在直肠下段有三个横行的皱襞（直肠横襞）。上皮为单层柱状，由吸收细胞和杯状细胞组成。固有层内有稠密的大肠腺，内无潘氏细胞。分泌黏液、保护黏膜是大肠腺的重要功能。

2. 黏膜下层　为结缔组织，内有小动脉、小静脉和淋巴管及成群脂肪细胞。

3. 肌层　由内环行和外纵行两层平滑肌组成。内环行肌节段性局部增厚，形成结肠袋；外纵行肌局部增厚形成三条结肠带。

4. 外膜　盲肠、横结肠、乙状结肠为浆膜；升结肠与降结肠的前壁为浆膜，后壁为纤维膜；直肠上1/3 段的大部、中 1/3 段的前壁为浆膜，余为纤维膜。外膜结缔组织中常有脂肪细胞聚集构成的肠脂垂。

（二）阑尾

阑尾的管腔小而不规则，肠腺短而少，无绒毛。固有层内有极丰富的淋巴组织，大量淋巴小结可连续成层，并突入黏膜下层。

（三）肛管

在齿状线以上的肛管黏膜结构和直肠相似，齿状线处，单层柱状上皮骤变为轻度角化的复层扁平上皮，肠腺和黏膜肌消失。白线以下为和皮肤相同的角化复层扁平上皮，固有层中出现了环肛腺（大汗腺）和丰富的皮脂腺。肛管黏膜下层的结缔组织中有密集的静脉丛，如静脉淤血扩张则形成痔。肌层由两层平滑肌构成，其内环行肌增厚形成肛门内括约肌。近肛门处，外纵行肌周围有骨骼肌形成的肛门外括约肌。

七、消化管的淋巴组织

作为与皮肤一样直面外界环境的消化管道，肩负着对抗消灭"入侵外敌"（病原微生物等）的重任，那么，消化管上的"御敌军团"就应该是淋巴组织了，它的兵力配布是怎样的呢？消化管的淋巴组织包括咽、回肠、阑尾等处黏膜内的淋巴小结，固有层中弥散分部的淋巴细胞、浆细胞、巨噬细胞、间质树突状细胞。它们在消化管内病原微生物的刺激下，通过产生并向消化管腔分泌免疫球蛋白作为免疫应答的形式。

八、胃肠的内分泌细胞

胃肠的上皮及腺体中散布着四十余种内分泌细胞，其中以胃幽门部和十二指肠上段为多。总量约为 3×10^9 个，比内分泌腺腺细胞的总和还要多。从某种意义上说，胃肠应是体内最大、最复杂的内分泌器官，它们分泌的激素统称胃肠激素，主要协调胃肠道自身的消化吸收功能，同时也参与调节其他器官的生理活动。

案例 10-1 提示

1. 从胃壁结构中找答案。

2. 长期饮食不节，酗酒，诱发胃酸分泌过多，胃黏膜屏障遭破坏，致使胃组织自我消化，引起以反酸、剑突下疼痛为主要症状，以胃黏膜的局部炎症为组织学变化的胃炎，就像胃黏膜受到了"小虫子的噬咬"一样；久之，会引起局部炎症伴黏膜、黏膜下层、肌层、外膜等组织缺损，诱发胃炎、胃溃疡、胃穿孔、胃癌等。加之胃窦部产酸的腺细胞密集，接触胃液时间长、数量大，使"胃窦部"成为"胃病"的重灾区。

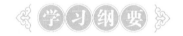

❀ 学习纲要 ❀

1. 掌握食管、胃、小肠和大肠的形态结构特点及功能。
2. 熟悉消化管壁的一般结构。
3. 了解口腔与咽的形态结构特点；消化管的淋巴组织与免疫功能。

自 测 题

一、名词解释

1. 肠绒毛　2. 胃小凹

二、填空题

1. 消化管除口腔与咽外，其管壁结构由内到外依次分为_____、_____、_____和_____四层。

2. 增加小肠吸收面积的结构是_____、_____和_____。

3. 组成胃底腺的细胞主要是_____、_____和_____三种。

4. 黏膜下层有小消化腺的消化管是_____和_____。

5. 食管黏膜层表面的上皮是_____。肌层肌组织的类型在食管上 1/3 为_____；中 1/3 为_____；下 1/3 为_____。

6. 根据胃腺所在部位不同，可将其分为_____、_____和_____三种类型。

7. 胃蛋白酶原由_____细胞分泌，盐酸和内因子由_____细胞分泌。

8. 小肠绒毛是由_____和_____向肠腔突出形成的。

三、单项选择题

1. 消化管各段结构差异最大、功能最重要的是
   A. 黏膜　　　　　　　B. 黏膜下层
   C. 肌层　　　　　　　D. 浆膜

E. 纤维膜

2. 食管中段的肌组织是
   A. 骨骼肌和心肌　　　B. 骨骼肌和平滑肌
   C. 心肌和平滑肌　　　D. 平滑肌
   E. 骨骼肌

3. 以下关于小肠绒毛的描述，正确的是
   A. 由单层柱状上皮组成
   B. 由单层柱状上皮和固有层向肠腔突出而成
   C. 由黏膜层向肠腔突出而成
   D. 由黏膜层、黏膜下层向肠腔突出而成
   E. 由肠壁全层向肠腔突出而成

4. 食管腺属于
   A. 黏液性腺　　　　　B. 浆液性腺
   C. 混合性腺　　　　　D. 浆液性腺和混合性腺
   E. 黏液性腺和混合性腺

5. 吸收维生素 B_{12} 所需的内因子来自胃的
   A. 主细胞　　　　　　B. 颈黏液细胞
   C. 胃小凹上皮细胞　　D. 内分泌细胞
   E. 壁细胞

6. 含有壁细胞的腺体是
   A. 贲门腺　　　　　　B. 幽门腺
   C. 胃底腺　　　　　　D. 食管腺

E. 小肠腺

7. 下列对主细胞的描述错误的是

A. 位于腺体的体部和底部

B. 核圆形位于细胞的基部

C. 胞质嗜酸性

D. 胞质内有发达的粗面内质网和高尔基复合体

E. 能分泌胃蛋白酶原

8. 肠腺潘氏细胞内的酸性分泌颗粒中含

A. 蛋白酶　　　　　　B. 脂肪酶

C. 组胺酶　　　　　　D. 溶菌酶

E. 淀粉酶

四、问答题

1. 试述消化管壁的一般结构及各部分结构特点的功能意义。

2. 小肠绒毛是如何构成的，有何功能意义？

3. 胃黏膜屏障是如何构成的，有何功能意义？

第11章 消 化 腺

消化腺（digestive gland）有大、小两种类型。大消化腺是指三对大唾液腺、胰腺和肝；小消化腺分布于消化管各段的管壁内，它们分泌各种酶分解消化从外界摄取来的食物。

一、唾 液 腺

唾液腺有大小之分，大唾液腺有腮腺、下颌下腺、舌下腺三对，独立存在，它们分泌的唾液经导管进入口腔。小的唾液腺位于口唇、颊、腭的黏膜内。

（一）唾液腺的一般结构

唾液腺为复管泡状腺，外被结缔组织被膜，腺实质分为许多小叶，由分支的导管及末端的腺泡组成。间质为行走于小叶间的结缔组织。腺泡分浆液性、黏液性和混合性三类。导管通常按由细到粗逐级汇合的顺序可分为闰管、分泌管、小叶间导管和总导管等部分。

（二）三种大唾液腺的特点

1. 腮腺　为纯浆液性腺，闰管长，分泌管较短。分泌物含大量唾液淀粉酶。
2. 下颌下腺　为混合性腺，浆液性腺泡多，黏液性和混合性腺泡少，闰管短而不明显，分泌管发达。分泌物含少量唾液淀粉酶和大量黏液。
3. 舌下腺　为混合性腺，以黏液性腺泡为主，也多见混合性腺泡，无闰管，分泌管不明显。分泌物以黏液为主。

二、胰　　腺

胰腺表面覆以薄层结缔组织被膜，结缔组织伸入胰腺实质将其分隔为许多小叶。胰腺实质由外分泌部和内分泌部（胰岛）组成（图11-1）。

（一）外分泌部

胰腺外分泌部为复管泡状腺，具有浆液性腺的结构特征，由腺泡和导管组成。

1. 腺泡　腺细胞呈锥体形，核圆，位于细胞基底部。基部胞质嗜碱性强，含丰富的粗面内质网和发达的高尔基复合体。顶部胞质含嗜酸性酶原颗粒，为胰酶前身，它分泌多种消化酶，如胰蛋白酶原、胰糜蛋白酶原、胰淀粉酶、胰脂肪酶等，分别消化食物中的各种营养成分。

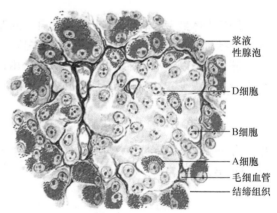

图 11-1　胰腺的结构

2. 导管　腺泡腔面有体积小、着色浅呈扁平或立方形的细胞称泡心细胞，由此细胞延伸入闰管的起始部。胰液经闰管、小叶内导管、小叶间导管汇合成胰管，贯穿胰腺全长，最后与胆总管汇合，开口于十二指肠大乳头。

（二）内分泌部

胰的内分泌部又称胰岛（pancreas islet）。胰岛是由分泌细胞组成的球形细胞团，分布于腺泡之间，大小不一，分布不均，犹如散在于胰内的众多"小岛"。在HE染色切片中，胰岛细胞着色浅淡，极易鉴别。成人胰腺约有100万个胰岛，胰岛大小不等，直径75～500μm，小的仅由10余个细胞组成，大的有数百个细胞。胰岛细胞呈团索状排列，索间有丰富的有孔毛细血管。人胰岛主要有A、B、D、PP四种细胞，HE染色切片中不易区分，近年来多用电镜和免疫细胞化学法显示和研究。

1. A 细胞　约占胰岛细胞总数的 20%，细胞体积较大，多位于胰岛周边部。细胞质内分泌颗粒较大。分泌胰高血糖素（glucagon），能促进肝细胞的糖原分解为葡萄糖，并抑制糖原合成，使血糖升高。

🔗 链接　1 型糖尿病

1 型糖尿病又称胰岛素依赖性糖尿病，是一种由 T 细胞介导的以免疫性胰岛炎和选择性胰岛 B 细胞损伤为特征的自身免疫性疾病，因胰岛中的 B 细胞受损，细胞数量减少，胰岛素分泌不足，导致肝细胞、脂肪细胞吸收血糖、合成糖原等功能不足，引起尿糖增加，产生糖尿病。目前认为 1 型糖尿病是在遗传缺陷的基础上的一种自身免疫性疾病，主要是由病毒感染诱发形成的。

2. B 细胞　约占胰岛细胞总数的 75%，主要位于胰岛的中央部。细胞质分泌颗粒大小不等。B 细胞分泌胰岛素（insulin），主要促进肝细胞、脂肪细胞等细胞吸收血液内的葡萄糖，合成糖原或转化为脂肪储存，使血糖浓度降低。胰岛素和胰高血糖素的协同作用能保持血糖水平处于动态平衡。

3. D 细胞　占胰岛细胞总数的 3%～5%，散在分布于 A、B 细胞之间。细胞质内也有分泌颗粒。D 细胞分泌生长抑素（somatostatin），抑制 A、B 细胞的分泌，起调节作用。

4. PP 细胞　数量很少，主要位于胰岛的周边部，细胞质内也有分泌颗粒，分泌胰多肽，具有抑制胃肠运动、胰液分泌及胆囊收缩的作用。另外还有 D_1 细胞和 G 细胞等。

由上可见，虽然胰腺的自身重量才 88～98g，但是其分泌物中包含的成分最复杂，作用也最全面，因此，胰是消化"功劳"最大的消化腺。同时胰腺的内分泌部具有分泌激素的功能，主要调节血糖的浓度。

三、肝

🌸 **案例11-1**

患者，女，45 岁。既往有乙型肝炎病史 20 年，今因便血 5 天入院。查患者肝上界下移，下界上移，脐周静脉曲张，腹水，脾大，下肢水肿，血浆总蛋白 21g/L，白蛋白 8g/L，A/G 为 1/2。初步诊断：肝硬化。

问题：1. 肝小叶的正常组织结构。
　　　2. 讨论引起该病症状体征的原因。
　　　3. 发病的器官同正常器官相比有哪些组织学变化？

肝是人体最大的消化腺，可分泌胆汁，对脂肪和脂溶性物质的消化、吸收有重要作用。肝更重要的功能是参与机体的物质代谢，合成多种蛋白质和脂类，并参与多种物质的储存、转化和分解。

肝表面覆以致密结缔组织被膜，大部分由浆膜覆盖。肝门处的结缔组织随门静脉、肝动脉和肝管的分支伸入肝实质，将实质分成许多肝小叶（图 11-2A）。

（一）肝小叶（hepatic lobule）

肝小叶是肝的基本结构和功能单位，呈多角形棱柱体，成人肝约有 100 万个肝小叶。每个肝小叶中央有一条中央静脉贯穿，肝板、肝血窦、窦周隙及胆小管以中央静脉为中轴，组成肝小叶的复杂构型（图 11-2B）。

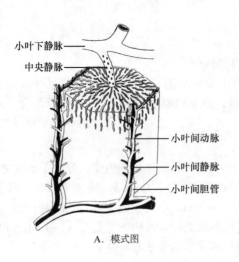
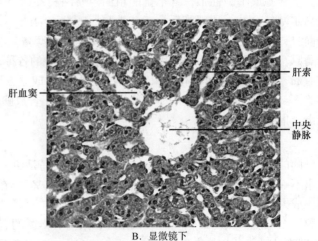

小叶下静脉
中央静脉
小叶间动脉
小叶间静脉
小叶间胆管

A. 模式图

肝索
肝血窦
中央静脉

B. 显微镜下

图 11-2　肝小叶

1. 中央静脉（central vein）　中央静脉是位于肝小叶中央纵行的管道，有许多肝血窦的开口，故管壁不完整，由内皮和少量的结缔组织组成。

2. 肝板（hepatic plate）　肝细胞单层以中央静脉为中心向四周放射状排列成凹凸不平的板状结构，称肝板。肝板之间为肝血窦，相邻肝板吻合成网，其切片上肝板的断面呈索状，称肝索（hepatic cord）。

肝细胞（hepatocyte）：肝细胞呈多面体形，每个肝细胞有三种类型的功能面，即血窦面、胆小管面和肝细胞连接面（图 11-3）。肝细胞之间有胆小管。

肝细胞体积大，核圆居中。部分肝细胞有双核，有的细胞核较大，常是多倍体核。一般认为双核肝细胞或多倍体肝细胞的功能较活跃。电镜下，胞质内各种细胞器丰富。粗面内质网：成群分布，能合成多种重要的血浆蛋白，如纤维蛋白原、白蛋白和凝血酶原等，肝细胞合成的血浆蛋白直接释放至血窦内；滑面内质网：为许多散在的小管和小泡，细胞摄取的有机物在滑面内质网进行连续的合成、分解、结合、转化等反应，包括胆汁合成、脂类代谢、糖代谢、激素代谢等；高尔基复合体：近胆小管处的高尔基复合体尤为发达，与胆汁排泌相关。此外，富含线粒体、溶酶体和过氧物酶体。肝细胞中的糖原是血糖的储备形式，受胰岛素的调节。

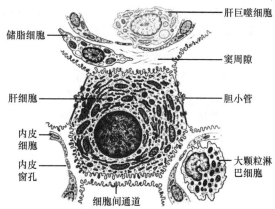

图 11-3　肝细胞与胆小管、肝血窦、窦间隙的关系

（图中标注：肝巨噬细胞、储脂细胞、窦周隙、肝细胞、胆小管、内皮细胞、内皮窗孔、大颗粒淋巴细胞、细胞间通道）

考点：肝细胞粗、滑面内质网的功能

3. 肝血窦（hepatic sinusoid）　位于肝板之间，互相吻合成网状管道，窦壁由内皮细胞围成，窦内有定居的肝巨噬细胞。门静脉血和肝固有动脉的血液经小叶间静脉和小叶间动脉注入肝血窦，由于在血窦内血流缓慢，血浆得以与肝细胞进行充分的物质交换，然后汇入中央静脉。

肝血窦内皮的特点：内皮细胞薄而扁平，有大量孔，连接松散，常有细胞间隙，内皮外无基膜。因此，肝血窦内皮具有很高的通透性，除血细胞和乳糜微粒外，血浆的各种成分均可自由出入。

肝巨噬细胞又称库普弗细胞（Kupffer cell），其形态不规则，表面有大量皱褶、微绒毛和小球状突起，附着在内皮细胞上。肝巨噬细胞由血液单核细胞分化而来，有很强的吞噬作用，在清除从门静脉入肝的细菌、抗原异物、清除衰老的血细胞、监视肿瘤等方面发挥重要作用。

肝血窦内还有较多 NK 细胞，称肝内大颗粒淋巴细胞，此细胞在抵御病毒感染、防止肝内肿瘤的肝转移方面有重要作用。

4. 肝血窦周隙（perisinusoi-dal space）　又称 disse 腔，为肝血窦内皮与肝细胞之间的狭小间隙，由于肝血窦内皮通透性大，故窦周隙充满血浆，肝细胞血窦面的大量微绒毛便浸泡在血浆内，利于物质交换。窦周隙内有一种形态不规则的有突起的储脂细胞，其最主要的特征是胞质内含有许多大的脂滴。在 HE 染色切片中，储脂细胞不易鉴别，储脂细胞的功能之一是储存维生素 A，人体摄取维生素 A 的 70%～85% 储存在储脂细胞内；储脂细胞的另一功能是产生细胞外基质，窦周隙内的网状纤维即由它产生。在慢性肝炎、慢性酒精中毒等肝脏病，储脂细胞异常增殖，肝内纤维增多，可导致肝硬化。

5. 胆小管（bile canaliculi）　位于相邻肝细胞连接面细胞膜局部凹陷而成的微细管道，以盲端起于中央静脉周围的肝板内，吻合成网，胆小管的相邻细胞膜形成由紧密连接、桥粒等组成的连接复合体，封闭胆小管周围的细胞间隙，防止胆汁外溢至细胞间或窦周隙。当肝细胞坏死，或胆道堵塞、内压增大时，胆小管正常结构被破坏，胆汁溢入窦周隙，继而进入血液，导致出现黄疸。胆小管内的胆汁从肝小叶中央流向周边，汇入小叶边缘处由立方细胞组成的短小管道，称赫林管。赫林管在门管区汇入小叶间胆管。

（二）门管区

相邻肝小叶之间，含较多的结缔组织，其中可见三种伴行的管道，即小叶间静脉、小叶间动脉和小叶间胆管，这一区域称门管区（portal area）（图 11-4）。

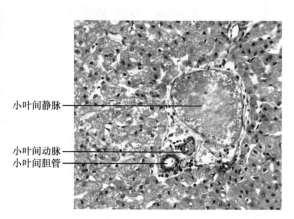

图 11-4　肝门管区

（图中标注：小叶间静脉、小叶间动脉、小叶间胆管）

小叶间静脉是门静脉的分支，腔大，壁薄；小叶间动脉是肝固有动脉的分支，腔小，壁厚；小叶间胆管管道为单层立方上皮，向肝门方向汇集，最后形成左、右肝管出肝。

（三）肝内血液循环

肝接受门静脉和肝动脉的双重血液供应，故肝内血液特别丰富。门静脉为功能性血管，主要由胃肠等处静脉汇合而成，含有丰富的营养物质。其入肝后，反复分支形成小叶间静脉，终末分支进入肝血窦。肝动脉是营养性血管，血液内富含氧，肝动脉在肝内分支形成小叶间动脉，其终末支也进入肝血窦。因此，肝血窦内含门静脉和肝动脉的混合血液，血浆穿过血窦壁进入窦周间隙，与肝细胞充分接触，进行物质交换后从小叶周边汇入中央静脉。中央静脉再汇合成小叶下静脉，小叶下静脉单独行于小叶间结缔组织内，最后汇合成2～3条肝静脉出肝注入下腔静脉。

链接　肝的再生

肝具有极其强大的再生能力。成年哺乳动物肝的组织非常稳定，正常状态下极少有肝细胞增殖。但是，肝在受损伤（如 CCl_4 中毒）时，尤其是在肝大部分（全肝 2/3）被切除后，肝细胞有惊人的快速再生能力，这也是目前活体肝移植的理论基础。但40岁以后，肝的再生能力减弱。

四、胆囊与胆管

（一）胆囊

胆囊（gall bladder）壁自内向外依次分为黏膜、肌层和外膜。黏膜形成高而分支的皱襞突入胆囊腔内，胆囊收缩时，皱襞高而密；胆囊充盈时，皱襞消失，黏膜变平。黏膜上皮为单层柱状，固有层内无腺体，但皱襞上皮凹入固有层形成许多窦状的黏膜窦。窦内常有细菌或异物残留，是引起胆囊炎的形态学原因之一。上皮细胞游离面有微绒毛，核位于基部。上皮的主要功能是吸收胆汁中的水分和无机盐，浓缩胆汁。固有层含丰富的血管。肌层的平滑肌厚薄不一，胆囊底部最厚，体部最薄。平滑肌呈纵行或螺旋排列，肌束间有丰富的弹性纤维。外膜较厚，大部分为浆膜（图11-5）。

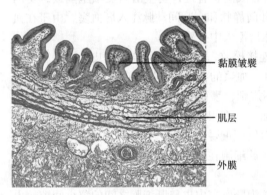

黏膜皱襞

肌层

外膜

图 11-5　胆囊

（二）胆管

肝外胆管也由黏膜、肌层和外膜三层组成。黏膜有纵行皱襞。上皮为单层柱状，夹有杯状细胞，固有层内有黏液腺。肝管和胆总管的上 1/3 段肌层薄，平滑肌分散；胆总管中 1/3 段肌层渐厚，纵行平滑肌增多；胆总管的下 1/3 段的肌层分内环行、外纵行两层。外膜为较厚的纤维膜。纵行平滑肌收缩可使胆管缩短，管腔扩大，有利于胆汁通过。

案例 11-1 提示

病毒性肝炎、营养缺乏等因素引起肝细胞的脂肪变、坏死及炎症等。由于炎症细胞释放的细胞因子（如白细胞介素 -1）、受损伤的肝内各类细胞产生的细胞因子等刺激了窦周隙内的储脂细胞，使其迅速增生，转化为成纤维细胞样细胞，伴同结缔组织内的成纤维细胞一起，异常快速地合成胶原蛋白，形成胶原纤维，出现肝纤维化的表现。再后来，随着胶原纤维的增多，导致小叶中央区和门管区纤维组织互相连接，肝内假小叶形成，最终形成肝硬化。肝硬化又导致了肝内血运减少、肝细胞各种功能降低、血浆蛋白下降（致血浆胶体渗透压降低，引起腹水等）、门静脉高压（引起脐周静脉曲张、便血、呕血、脾大）等肝硬化的表现。

（三）胆汁的排出途径

考点： 胆汁的排出途径

肝细胞分泌的胆汁排入胆小管。胆小管内胆汁从肝小叶中央流向周边。胆小管在肝小叶边缘处汇合形成小叶间胆管，走行于小叶间的结缔组织内。在肝门处汇合成左、右肝管，最后合成胆总管开口于十二指肠大乳头。

（四）肝的功能

1. 合成与储存　肝细胞能合成机体的多种重要物质，如蛋白质、脂蛋白、糖原、胆固醇、胆盐等。

同时也参与维生素的代谢和储存。

　　2. 分泌胆汁　肝细胞分泌的胆汁是一种重要的消化液，与脂肪的消化吸收有关。

　　3. 解毒功能　肝是人体重要的解毒器官，对于内源性或外源性的有毒物质，肝细胞可通过转化和结合作用，使毒性消失或减低，或变为水溶性物质排出体外。

　　4. 防御功能　肝巨噬细胞有很强的吞噬作用。

　　5. 造血功能　胚胎期肝曾具有造血功能。出生后停止了造血功能，但仍有造血潜能，在某些病理状态下，仍可恢复部分造血功能。

　　链接　硝酸甘油的用药途径与药效

　　硝酸甘油是治疗心绞痛的常用药物，不同的用药方式，其疗效却大相径庭，舌下含服，疗效迅速、明显，而口服硝酸甘油对心绞痛的疗效却微乎其微，同是一种药物，不同的用药途径疗效差别较大。

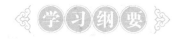

　　1. 掌握肝的形态结构特点及功能。

　　2. 熟悉胰腺的分部，各部的形态结构特点及功能。

　　3. 了解三大唾液腺的形态结构特点及功能；胆囊和胆管的形态结构特点及功能。

自 测 题

一、名词解释

1. 肝小叶　2. 门管区　3. 肝血窦　4. 胰岛

二、填空题

1. 胰岛素是胰岛内_____细胞分泌，它的生理功能是_____。

2. 肝小叶是肝的基本_____单位，呈_____状，它主要由_____、_____、_____、_____和_____组成。

3. 胆汁由_____分泌，之后经_____进入门管区。

4. 肝板主要由_____构成。在切面上肝板又称_____。

5. 几个肝小叶之间的结缔组织区，称_____。其中有_____、_____和_____三管并行。

6. 窦周隙是_____和_____之间的狭窄间隙。腔内有一种储存维生素 A 和脂肪的_____细胞。

三、单项选择题

1. 中央乳糜管是

　　A. 毛细血管，与脂肪吸收有关

　　B. 毛细血管，与氨基酸吸收有关

　　C. 毛细淋巴管，与单糖吸收有关

　　D. 毛细淋巴管，与脂肪吸收有关

　　E. 小淋巴管，与脂肪吸收有关

2. 肝小叶的结构不包括

　　A. 肝板　　　　　　　B. 肝血窦

　　C. 窦周隙　　　　　　D. 胆小管

　　E. 肝门管区

3. 分泌胆汁的结构是

　　A. 胆囊　　　　　　　B. 肝管

　　C. 肝细胞　　　　　　D. 胆小管

　　E. 小叶间胆管

4. 门管区的结构不包括

　　A. 小叶间动脉　　　　B. 小叶间静脉

　　C. 小叶间结缔组织　　D. 小叶间胆管

　　E. 胆小管

5. 肝内具有吞噬功能的细胞是

　　A. 淋巴细胞　　　　　B. Kupffer 细胞

　　C. 胆管上皮细胞　　　D. 肝细胞

　　E. 储脂细胞

6. 胆小管位于

　　A. 肝板之间　　　　　B. 肝细胞与血窦内皮之间

　　C. 肝细胞之间　　　　D. 肝板与窦周隙之间

　　E. 肝血窦内皮细胞之间

7. 窦周隙位于

　　A. 肝血窦内皮细胞之间

　　B. 肝细胞与肝血窦内皮细胞之间

　　C. 相邻肝细胞之间

　　D. 肝细胞与胆小管之间

　　E. 肝血窦内皮细胞与肝巨噬细胞之间

8. 构成胆小管管壁的结构是

　　A. 有孔内皮　　　　　B. 肝细胞膜

　　C. 单层立方上皮　　　D. 间皮

　　E. 基膜

9. 肝巨噬细胞位于

　　A. 肝血窦　　　　　　B. 中央静脉

　　C. 肝板　　　　　　　D. 胆小管

　　E. 小叶间动脉

第12章 呼 吸 系 统

呼吸系统包括鼻、咽、喉、气管、主支气管和肺（图 12-1）。从鼻腔到肺内的终末细支气管司传导气体，为导气部；从肺内的呼吸性细支气管至末端的肺泡，是气体交换的部位，为呼吸部。

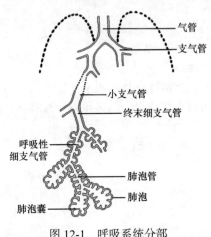

气管
支气管
小支气管
终末细支气管
呼吸性细支气管
肺泡管
肺泡
肺泡囊

图 12-1 呼吸系统分部

第 1 节 呼 吸 道

一、鼻 腔

鼻腔的内表面为黏膜，由上皮和固有层结缔组织构成；黏膜下方和软骨、骨或骨骼肌相连。鼻黏膜分为前庭部、呼吸部和嗅部。

（一）前庭部

前庭部是邻近外鼻孔的部分。上皮为复层扁平上皮。近外鼻孔处上皮出现角化，与皮肤相移行，并有鼻毛和皮脂腺。鼻毛能阻挡空气中的尘埃等异物。

（二）呼吸部

呼吸部占鼻黏膜的大部分，包括下鼻甲、中鼻甲、鼻道及鼻中隔中下部的黏膜，因富含血管而呈淡红色。上皮为假复层纤毛柱状，杯状细胞较多。纤毛向咽部摆动，将黏着的细菌及尘埃颗粒推向咽部而被咳出。固有层内有浆液性腺、黏液性腺和混合性腺，丰富的静脉丛与淋巴组织。腺分泌物与杯状细胞分泌物共同形成一层黏液覆盖于纤毛上。丰富的血流通过散热和渗出而对吸入的空气加温或加湿。

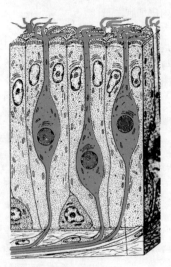

图 12-2 鼻黏膜嗅部

（三）嗅部

嗅部是位于上鼻甲和鼻中隔上部及鼻腔顶部等处的黏膜，面积较小，生活状态时呈浅黄色。其上皮为假复层柱状上皮，又称嗅上皮，由嗅细胞、支持细胞、基细胞组成，无杯状细胞和纤毛（图 12-2）。

1. 嗅细胞 呈细长梭形，是双极神经元，它是唯一的一种存在于上皮内的感觉神经元，其树突伸至上皮的表面，末端膨大形成嗅泡。从嗅泡发出 10～30 根较长的嗅毛。嗅细胞的基部伸出轴突，被施万细胞包裹，构成无髓神经纤维，并组成嗅神经。嗅毛是嗅觉感受器，能感受不同化学物质的刺激，使嗅细胞产生冲动，传入中枢，产生嗅觉。

2. 支持细胞　呈高柱状，顶部较宽，基部较细，游离面有许多微绒毛。细胞核位于胞质上部，胞质内可见黄色色素颗粒。支持细胞起支持和分隔嗅细胞的作用，相当于神经胶质细胞。

3. 基细胞　呈锥形，位于上皮深部，可增殖分化为嗅细胞和支持细胞。

二、喉

在会厌舌面及喉面上部和声带处喉黏膜上皮为复层扁平上皮，其余大部分均为假复层纤毛柱状上皮。喉黏膜固有层弹性纤维丰富，并有一些混合腺和淋巴组织。喉侧壁黏膜形成两对皱襞，上对为室襞，下对为声襞，两者之间为喉室。声襞表面覆有复层扁平上皮，固有层结缔组织较致密，有大量弹性纤维束构成声韧带。固有层下方的骨骼肌为声带肌。

三、气管与主支气管

气管与主支气管结构相似，管壁由内向外依次分为黏膜、黏膜下层和外膜三层（图 12-3）。

考点：气管、支气管管壁的结构特点

（一）黏膜

由上皮和固有层组成。上皮为假复层纤毛柱状上皮，主要由纤毛细胞、杯状细胞、刷细胞、小颗粒细胞和基细胞等组成（图 12-4）。

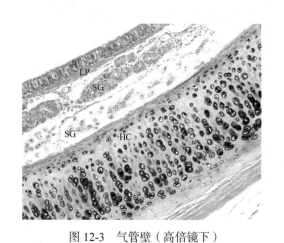

图 12-3　气管壁（高倍镜下）

R. 黏膜的呼吸上皮；LP. 固有层；SG. 浆液性腺；HC. 软骨

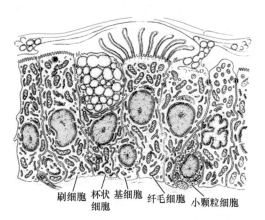

刷细胞　杯状细胞　基细胞　纤毛细胞　小颗粒细胞

图 12-4　气管上皮的超微结构

1. 纤毛细胞　呈柱状，数量最多，游离面有密集的纤毛，纤毛向咽部摆动，将黏附了尘埃和细菌等的黏液运送到喉部，以痰的形式咳出，净化吸入的空气。

2. 杯状细胞　较多，形态与肠道杯状细胞相同。夹杂于纤毛细胞之间，分泌的黏液与气管腺的分泌物共同构成黏液屏障，能黏附异物和细菌等有害物质。

3. 刷细胞　呈柱状，游离面有排列整齐的微绒毛，刷细胞的功能尚未定论。

4. 小颗粒细胞　是弥散神经内分泌细胞的一种。数量少，单个或成团分布在上皮深部。能分泌 5-羟色胺、降钙素、脑啡肽等物质，可调节呼吸道平滑肌的收缩和腺体分泌。

5. 基细胞　位于上皮深部，为干细胞，可增殖分化为纤毛细胞和杯状细胞。

上皮与固有层之间，在光镜下可见明显的基膜。固有层位于上皮深部，由富含弹性纤维的结缔组织构成，内有小血管、腺导管和淋巴细胞等。其中的浆细胞与上皮细胞联合分泌 sIgA 到管腔，可抑制细菌的繁殖和病毒的复制。

（二）黏膜下层

由疏松结缔组织构成，与固有层和外膜无明显界限，内含混合性腺泡，是气管腺的分泌部。气管腺的浆液性细胞分泌较稀薄液体，有利于纤毛正常摆动。

（三）外膜

外膜较厚，主要含"C"形透明软骨环，软骨环之间及缺口处有富含弹性纤维的致密结缔组织相连接，软骨缺口处还有环形的平滑肌束。

第2节 肺

肺的表面被覆有一层浆膜（即胸膜脏层），肺组织分实质和间质两部分。实质是指支气管树及其终末肺泡，肺间质是指肺内的结缔组织及血管、淋巴管和神经等。支气管树由主支气管入肺后反复分支而成，从主支气管到肺泡约有24级分支，依次为叶支气管、段支气管、小支气管、细支气管、终末细支气管、呼吸性细支气管、肺泡管、肺泡囊和肺泡等（图12-1）。

细支气管的管径为0.5~1mm，每根细支气管连同它的分支和肺泡，组成1个肺小叶（pulmonary lobule）。肺小叶呈锥形，尖朝向肺门，底朝向肺的表面。50~80个肺小叶组成1个肺叶。根据功能的不同，肺实质可分为导气部和呼吸部。

● 案例12-1

患者，男，20岁，学生。酗酒后遭雨淋，于当天晚上突然起病，寒战、高热、呼吸困难、胸痛，继而咳嗽，咳铁锈色痰，其家属急送当地医院就诊。听诊：左肺下叶有大量湿啰音；触诊语颤增强；血常规：白细胞17×10⁹/L；X线检查：左肺下叶有大片致密阴影。入院经抗生素治疗，病情好转，各种症状逐渐消失；X线检查：左肺下叶的大片致密阴影缩小2/3面积。患者于入院后第7天自感无症状出院。冬季征兵体检，X线检查左肺下叶有约3cm×2cm大小不规则阴影，周围边界不清，怀疑为"支气管肺癌"。在当地医院即做左肺下叶切除术。病理检查：肺部肿块肉眼为红褐色肉样，镜下为肉芽组织。

问题：1. 患者发生了什么疾病？为什么起病急、病情重、预后好？
2. 患者为何出现高热、寒战、白细胞计数增多？
3. 患者为什么会出现咳铁锈色痰？

（一）肺导气部

考点：肺导气部和呼吸部的组成及肺小叶的概念

导气部是指叶支气管至终末细支气管的各级分支。叶支气管的组织结构与气管基本相似，不同之处有：①固有层和黏膜下层间出现环形平滑肌；②透明软骨环断裂呈片状。随着分支，管腔变小，管壁变薄，管壁组织结构的变化是：①杯状细胞、腺体和软骨片逐渐减少，最后消失；②平滑肌逐渐增多，并呈环层缠绕管壁。在终末细支气管，上皮移行为单层柱状上皮，杯状细胞、腺体和软骨片均消失，形成完整的环行平滑肌。

细支气管（图12-5）和终末细支气管（图12-6）管壁中的环行平滑肌可在自主神经的支配下收缩或舒张，调节进入肺小叶的气流量。

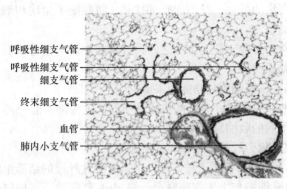

图12-5 细支气管

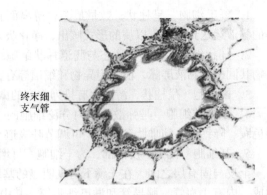

图12-6 终末细支气管

终末细支气管上皮中的细胞分为纤毛细胞和分泌细胞两种。分泌细胞又称克拉拉细胞，在小支气管即已出现，然后逐渐增多，至终末细支气管显著增多。细胞呈柱状，电镜下，细胞顶部胞质有较多分泌颗粒，可分泌蛋白水解酶，在上皮游离面形成一层保护膜。上皮受损时，该细胞能转化为纤毛细胞。

（二）肺呼吸部

呼吸部（图 12-7）指呼吸性细支气管至肺泡的支气管树各级分支，分支上均有肺泡开口，可以进行气体交换。

1. 呼吸性细支气管（respiratory bronchiole）　为终末细支气管的分支，管壁有少量肺泡开口。管壁上皮为单层立方上皮，有克拉拉细胞（clara cell）和少量纤毛细胞，上皮下有少量环行平滑肌。在肺泡开口处，单层立方上皮移行为单层扁平上皮。

2. 肺泡管（alveolar duct）　是呼吸性细支气管的分支，管壁上布满肺泡开口，自身的管壁结构很少，在切片上呈现为相邻肺泡开口之间的结节状膨大，膨大表面覆有单层立方或扁平上皮，上皮下为环行平滑肌。肺泡管分出几个肺泡囊。

3. 肺泡囊（alveolar sac）　为若干肺泡的共同开口处，囊壁由群集的肺泡围绕而成。相邻肺泡开口处，无平滑肌，故无结节状膨大。

4. 肺泡（pulmonary alveoli）　直径约 200μm，为半球形小囊，由单层上皮围成，开口于肺泡囊、肺泡管或呼吸性细支气管，成人两肺有 3 亿～4 亿个肺泡，吸气时总表面积可达 140m²。

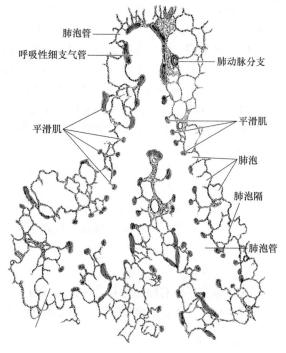

图 12-7　支气管树的呼吸部

考点： 呼吸性细支气管和肺泡管的结构特点，肺泡上皮的种类及其作用

（1）肺泡上皮：由 Ⅰ 型肺泡细胞和 Ⅱ 型肺泡细胞组成（图 12-8）。

1）Ⅰ 型肺泡细胞（type Ⅰ alveolar cell）：数量少，约占肺泡细胞总数的 25%，覆盖了肺泡约 97% 的表面积，是进行气体交换的部位。细胞呈扁平形，无核部分胞质菲薄。电镜下可见胞质中有较多的小泡，内有细胞吞入的微小粉尘，细胞能将它们转运到间质内清除。Ⅰ 型肺泡细胞无增殖能力，损伤后由 Ⅱ 型肺泡细胞增殖分化补充。

2）Ⅱ 型肺泡细胞（type Ⅱ alveolar cell）：约占肺泡细胞总数的 75%，散在于 Ⅰ 型肺泡细胞之间（图 12-9），覆盖肺泡约 3% 的表面积。细胞呈立方形或圆形，核大而圆，胞质着色浅，呈泡沫状。电镜下（图 12-8），细胞游离面有短小的微绒毛，胞质内富含线粒体和溶酶体，有较发达的粗面内质网和高尔基复合体，核上方有较多高电子密度的分泌颗粒。颗粒内含同心圆或平行排列的板层状结构，称嗜锇性板层小体（osmiophilic multi lamellar body），其内容物多为磷脂（主要为二棕榈酰卵磷脂）。细胞将颗粒内容物以胞吐方式释放后，在肺泡上皮表面铺展成一层薄膜，称肺泡表面活性物质，有降低肺泡表面

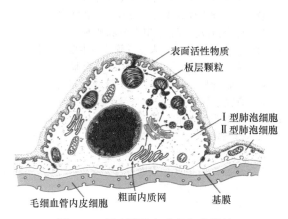

图 12-8　Ⅱ 型肺泡细胞的超微结构

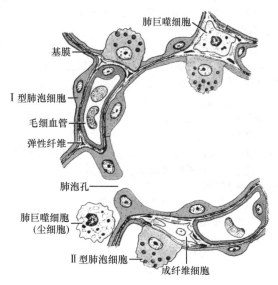

图 12-9　肺泡

张力、稳定肺泡直径的作用。某些早产儿的 II 型肺泡细胞尚未发育完善，不能产生表面活性物质，出生后肺泡不能扩张，出现呼吸困难，甚至死亡。

（2）肺泡隔与肺巨噬细胞：肺泡与肺泡之间的薄层结缔组织，称肺泡隔（alveolar septum）。其内含有丰富的毛细血管、弹性纤维、成纤维细胞、肺巨噬细胞及肥大细胞等。肺泡隔中的毛细血管紧贴肺上皮，利于肺泡内的 O_2 与血液中的 CO_2 进行交换。肺泡隔的弹性纤维使肺泡具有弹性，当肺泡隔内的弹性纤维变性时，可使肺泡弹性减弱，肺泡过度扩张，导致肺气肿。

肺巨噬细胞由单核细胞分化而来，有活跃的吞噬功能，吞噬了大量尘粒后的肺巨噬细胞，称为尘细胞（dust cell）。

（3）肺泡孔：是相邻肺泡间气体流通的小孔，一个肺泡壁上可有 1 个到数个，可均衡肺泡间气体的含量。在肺部感染时，细菌也可借此孔扩散。

考点：气-血屏障的概念及组成

（4）气-血屏障：肺泡与血液间气体分子交换所通过的结构，称气-血屏障（blood-air barrier）。气-血屏障由下列结构组成：肺泡表面活性物质、I 型肺泡细胞与基膜、薄层结缔组织、毛细血管基膜与内皮。气-血屏障很薄，总厚度为 $0.2\sim0.5\mu m$，有利于气体快速交换。

（三）肺的血管

肺的血液供应有肺动脉和支气管动脉两个来源，肺动脉是肺的功能性血管，其中的血液进入肺内进行气体交换；支气管动脉是肺的营养性血管，营养肺组织本身，两者在毛细血管水平上有吻合。

案例 12-1 提示

　　该患者诊断为大叶性肺炎。系肺炎双球菌引起的急性肺泡内弥漫性纤维蛋白渗出性炎，细菌繁殖快，不破坏肺泡壁结构，患者多为青壮年。患者之所以出现高热、寒战、白细胞计数增多，是细菌感染繁殖并释放毒素引起。而咳铁锈色痰是因为肺泡腔内渗出的红细胞被巨噬细胞吞噬，崩解后形成含铁血黄素混入痰中，使痰液呈铁锈色。

学 习 纲 要

1. 掌握肺组织的分部，各部的形态结构特点及功能；气-血屏障的构成及功能。
2. 熟悉气管和主支气管管壁的形态结构特点及功能。
3. 了解鼻腔黏膜的分部，各部的结构特点及功能。

自 测 题

一、名词解释
1. 肺小叶　2. 气-血屏障　3. 尘细胞

二、填空题
1. 气管管壁从内向外分_____、_____和_____三部分，其中 "C" 形气管软骨环位于_____层。
2. 肺的导气部包括_____、_____、_____、_____、_____五部分。
3. 鼻黏膜分_____、_____和_____，其中面积较大的是_____。
4. 肺泡上皮包括_____和_____，前者的功能是_____，后者的功能是_____。

三、单项选择题
1. 气管黏膜产生 sIgA 的组织结构是
　　A. 上皮细胞和巨噬细胞
　　B. 上皮细胞和浆细胞
　　C. 内分泌细胞
　　D. 纤毛细胞和杯状细胞
　　E. 基细胞

2. 一个肺小叶是指
　　A. 每个小支气管及其分支和肺泡
　　B. 每个细支气管及其分支和肺泡
　　C. 每个终末支气管及其分支和肺泡
　　D. 每个呼吸性细支气管及其分支和肺泡
　　E. 每个肺段支气管及其分支和肺泡

3. 呼吸性细支气管和终末支气管的最主要区别是
　　A. 无杯状细胞　　　　B. 无混合腺
　　C. 无软骨片　　　　　D. 管壁有肺泡开口
　　E. 有完整的管壁

4. 关于 I 型肺泡细胞，错误的是
　　A. 形态扁平
　　B. 表面有一层活性物质
　　C. 覆盖 70% 的肺泡表面
　　D. 气体交换的部位
　　E. 参与组成气-血屏障

5. 肺巨噬细胞的特征中，错误的是
    A. 只位于肺泡隔内
    B. 属于单核吞噬细胞系统
    C. 抗原提呈细胞
    D. 吞噬灰尘后称尘细胞
    E. 位于肺泡隔和肺泡腔内
6. 不能进行气体交换的部位是
    A. 呼吸性细支气管　　B. 终末细支气管
    C. 肺泡管　　　　　　D. 肺泡囊

    E. 肺泡
7. 气管黏膜表面的黏液来自
    A. 浆细胞　　　　　　B. 柱状细胞
    C. 杯状细胞　　　　　D. 淋巴细胞
    E. 内分泌细胞

四、问答题
1. 简述肺导气部结构变化规律。
2. 简述肺内呼吸部的组成、结构及功能。
3. 叙述肺泡的微细结构及功能。

第13章 泌尿系统

泌尿系统（urinary system）由肾、输尿管、膀胱和尿道组成。肾是泌尿器官，产生尿液，经输尿管输送到膀胱暂时储存，当尿液达到一定量后，经尿道排出体外。泌尿系统的主要功能是排出机体代谢产物，如尿素、尿酸、多余的水和无机盐，从而维持体内水、电解质平衡及内环境稳定。肾还有内分泌功能，能产生和释放肾素、促红细胞生成素等物质。

第1节 肾

一、肾的一般结构

肾（kidney）表面覆盖由致密结缔组织构成的被膜，肾实质由浅层的皮质和深层的髓质构成（图13-1）。

（一）肾皮质

肾皮质位于浅层，血管丰富，新鲜标本呈红褐色，内有许多红色点状细小颗粒，主要由肾小体和肾小管组成。肾皮质伸入肾髓质的部分称肾柱。

（二）肾髓质

肾髓质位于皮质的深面，血管少，色较浅，由15~20个肾锥体组成。

肾锥体的底与皮质相连接，从肾锥体底呈放射状伸入皮质的条纹，称髓放线（medullary ray）。位于髓放线之间的皮质呈颗粒状，称皮质迷路（cortical labyrinth）。每条髓放线及其周围的皮质迷路组成一个肾小叶。每个肾锥体及其周围的皮质组成一个肾叶。

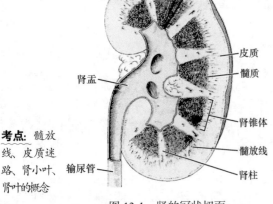

图 13-1 肾的冠状切面

标注：血管球、皮质、髓质、肾盂、肾锥体、髓放线、肾柱、输尿管

考点：髓放线、皮质迷路、肾小叶、肾叶的概念

案例13-1

患儿，女，8岁。全身水肿、解浓茶样尿1周。4周前出现咽痛、咳嗽、发热39℃，在当地医院诊断为扁桃体炎，给予头孢菌素滴注后好转、热退。1周前发现眼睑水肿，逐渐加重，出现全身水肿，尿量逐渐减少，尿液呈浓茶色。体检：血压135/95mmHg，眼睑和四肢明显水肿，扁桃体Ⅱ度肿大，无脓性渗出，心肺无异常，双侧肾区明显叩击痛，腹水征阴性。尿检：红细胞（＋＋＋），蛋白（＋＋），红细胞管型（＋）。B超：双肾明显肿大。临床诊断：急性肾小球肾炎。

问题：1. 用组织学知识解释肾小体生产原尿的结构基础。
2. 正常尿液中能否看得到蛋白及血细胞？
3. 从组织学角度考虑尿中出现蛋白及红细胞，主要病变部位应在何处？

二、肾的组织结构

肾实质由大量肾单位和集合小管系组成（图13-2）。肾单位主要通过滤过、重吸收和分泌形成尿液；集合小管是收集和浓缩尿液的部位。

（一）肾单位

肾单位（nephron）是肾的主要结构和功能单位，由肾小体和肾小管两部分组成。每侧肾有100万~200万个肾单位（图13-3）。根据肾小体在皮质内的分布部位，将肾单位分为浅表肾单位（superficial nephron）和髓旁肾单位（juxtamedullary nephron）。浅表肾单位的肾小体位于皮质的浅表及中

考点：肾单位的概念及组成

部，体积较小，数量多，髓袢和细段较短，在尿液形成过程中起重要作用。髓旁肾单位的肾小体位于皮质深部，体积较大，数量少，髓袢和细段较长，在尿液浓缩过程中起重要作用。

1. **肾小体（renal corpuscle）** 呈球形，又称肾小球，分布于肾皮质迷路。肾小体由血管球和肾小囊两部分组成（图 13-4）。每个肾小体有两极，微动脉出入的一端称血管极（vascular pole）；与肾小管相连的一端称尿极（urinary pole）。

（1）**血管球（glomerulus）**：位于肾小囊内，是连接入球微动脉和出球微动脉之间的一团盘曲的毛细血管。入球微动脉经血管极入肾小体后，分出若干细小分支，盘曲成团，最后汇合

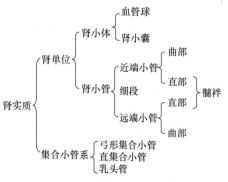

图 13-2　肾实质组成

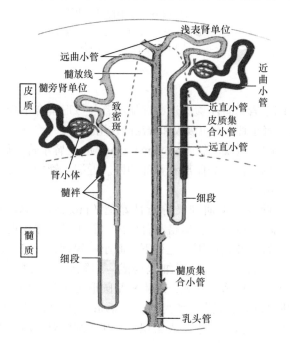

图 13-3　肾单位与集合小管系

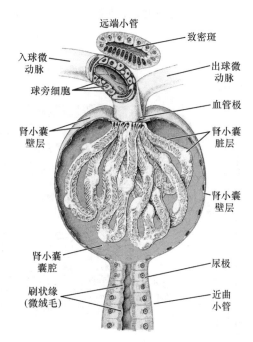

图 13-4　肾小体

成一条出球微动脉从血管极处离开肾小囊。入球微动脉较出球微动脉粗，故毛细血管内的血压较高。在电镜下，球内毛细血管由有孔内皮和基膜构成。在血管球内相邻毛细血管之间，有不规则形的球内系膜细胞，球内系膜细胞通过合成、分泌、吞噬、收缩等活动，修复基膜和吞噬、清除基膜上的沉积物，调节原尿的滤过，以维持基膜的通透性。

（2）**肾小囊（renal capsule）**：又称 Bowman 囊，是肾小管起始部膨大凹陷而成的杯形双层囊，包绕血管球。肾小囊分脏、壁两层，两层间的腔隙称肾小囊腔，与近端小管相通（图 13-3）。壁层为单层扁平上皮，在尿极处与近端小管曲部上皮相连续，并在血管极处移行为脏层。脏层包绕血管球毛细血管外面，由足细胞（podocyte）构成（图 13-5）。内皮细胞与足细胞之间有基膜。扫描电镜下，可见足细胞从胞体上伸出几个大的初级突起，每个初级突起再发出许多小的指状次级突起，相邻次级突起间相互穿插形成栅栏状，紧贴在基膜外面，突起间有直径约为 25nm 宽的裂隙，称裂孔（slit pore）。裂孔上覆盖一薄层裂孔膜（slit membrane）。

（3）**滤过屏障（filtration barrier）**：肾小体以滤过的方式生成滤液。当血液流经肾小球毛细血管时，由于血压较高，血液中小分子物质如水分、无机盐和葡萄糖等，可穿过有孔毛细血管内皮、基膜和裂孔膜这三层结构滤入肾小囊腔内，此三层结构称滤过屏障或滤过膜（filtration membrane）（图 13-6）。滤入肾小囊腔内的滤液，称为原尿。成人一昼夜约形成 180L 原尿。滤过膜对血浆成分有选择通透性，能限制不同分子量的物质通过。肾小球肾炎患者，滤过膜受损，血液中大分子蛋白质、红细胞通过滤过膜漏出，出现蛋白尿或血尿。

考点：滤过膜的概念及组成

2. **肾小管（renal tubule）** 由单层上皮细胞围成。分为近端小管、细段和远端小管三部分（图 13-7）。

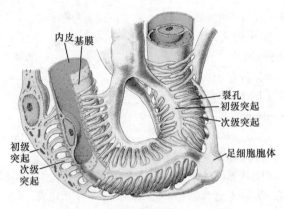

图 13-5　肾小体的足细胞与毛细血管电镜

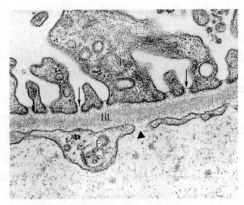

图 13-6　肾小体滤过屏障

▲内皮细胞孔；↓裂孔；BL. 基膜；
P. 足细胞；E. 内皮细胞

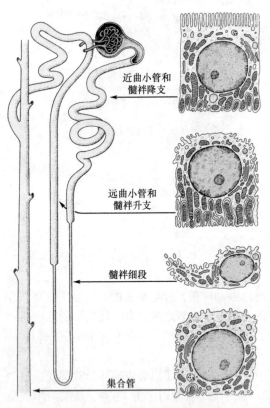

图 13-7　泌尿小管各段上皮细胞结构

考点：肾小管各段结构特点及功能

近端小管与肾小囊相连，远端小管与弓形集合小管相延续。肾小管具有重吸收和分泌的作用。

（1）近端小管（proximal tubule）：是肾小管中最粗、最长的一段，分曲部和直部两段。近端小管的主要功能是重吸收。

近端小管曲部又称近曲小管（proximal convoluted tubule）。位于皮质迷路和肾柱内，起于肾小体尿极，盘曲在肾小体的周围。光镜下，腔小不规则，管壁厚，由单层立方形或锥体形细胞构成，细胞分界不清，胞体较大，胞质嗜酸性强，细胞核呈圆形位于基底部。上皮细胞游离面有排列紧密的微绒毛形成的刷状缘（brush border），扩大了细胞表面积，有利于细胞对物质的重吸收（图 13-8，图 13-9）。

近端小管直部与细段相连，位于髓放线和肾锥体内，结构与近端小管曲部基本相似，但上皮较矮，刷状缘不如曲部发达。

（2）细段（thin segment）：位于髓放线和肾锥体内。管径细，管壁为单层扁平上皮。细胞核呈椭圆形，突向管腔，胞质弱嗜酸性，着色淡，无刷状缘。细段壁较薄，有利于水和离子通过（图 13-7）。

（3）远端小管（distal tubule）：连接于细段和弓形集合小管之间，管腔大而规则，可分直部和曲部两段。

1）远端小管直部又称远直小管，位于髓质内，并经髓放线返回皮质，移行为远端小管曲部。光镜下，管壁为单层立方上皮，细胞体积小，胞质弱嗜酸性，细胞核呈圆形位于细胞中央，细胞分界较明显，腔面无刷状缘（图 13-7，图 13-10）。可重吸收小管液中部分的水、钠等成分，浓缩尿液。

2）远端小管曲部又称远曲小管（distal convoluted tubule）。位于皮质迷路内，肾小体周围，末端汇入弓形集合小管。其管壁结构与远端小管直部相似（图 13-7，图 13-8）。远曲小管是离子交换的重要部位。其功能是重吸收水和钠，排出钾，向小管腔内分泌氢离子和氨等物质，浓缩尿液。

近端小管直部、细段和远端小管直部共同形成"U"形袢状结构，称肾单位袢（nephron loop）或髓袢（medullary loop），位于髓质内。

尿液是肾的产物，尿液的变化除反映肾功能和泌尿道的状况外，机体其他系统的功能改变也可在尿液检查时获得。因此，尿液检查被列为三大常规的检查内容。尿常规检查的基本内容包括尿外观、尿物

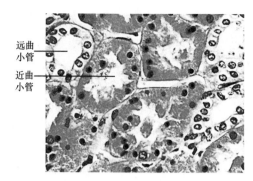

图 13-8　近曲小管和远曲小管

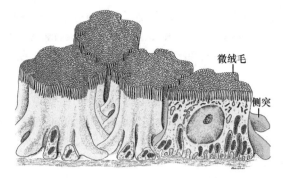

图 13-9　近曲小管超微结构

理学、尿化学和尿沉渣四项。

（二）集合小管系

集合小管系（collecting duct system）由弓形集合小管、直集合小管和乳头管三部分组成，各段间无明显界限。弓形集合小管与远曲小管相续，进入髓质后称直集合小管，直集合小管入髓质后下行至肾乳头称乳头管。集合小管系的管径由髓质浅层向深层由细变粗，管壁上皮由单层立方上皮逐渐变为单层高柱状上皮；上皮细胞的细胞质清亮，分界清楚，细胞核呈圆形，位于中央，着色较深（图 13-7、图 13-10）。集合小管系有重吸收水、钠和排钾等功能。

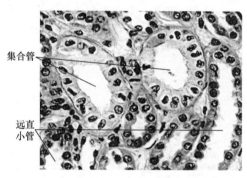

图 13-10　肾髓质（横切面）光镜图

（三）球旁复合体

球旁复合体（juxtaglomerular complex）也称肾小球旁器（juxtaglomerular apparatus），主要由球旁细胞、致密斑和球外系膜细胞组成，位于肾小球血管极处，呈三角形（图 13-11）。

考点: 球旁复合体组成及功能

1. 球旁细胞（juxtaglomerular cell）　是入球微动脉位于血管极处的血管壁中膜平滑肌细胞特化成的上皮样细胞。细胞呈立方形，体积大，核圆形，胞质弱嗜碱性、内含丰富的分泌颗粒，能分泌肾素。肾素释放入血后，能促使血管收缩，血压升高；还可刺激肾上腺皮质分泌醛固酮，促进远端小管和集合小管对水、钠的重吸收。

2. 致密斑（macula densa）　是远端小管曲部靠近血管极一侧的管壁细胞由立方形变成高柱状，特化形成的一个椭圆形结构。光镜下，细胞排列紧密，胞质色浅，细胞核呈椭圆形，位于细胞近游离面（图 13-12）。致密斑是一种钠离子感受器，能感受远端小管内钠离子浓度的变化。当原尿中钠离子浓度

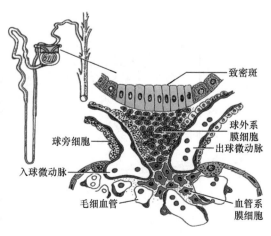

图 13-11　球旁复合体

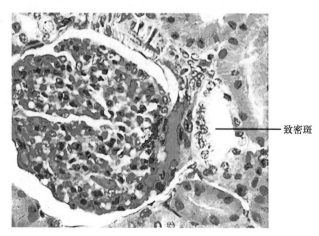

图 13-12　肾皮质迷路光镜图

降低时，将促进球旁细胞分泌肾素，增强远端小管和集合管系的保钠排钾作用。

3. 球外系膜细胞（extraglomerular mesangial cell） 又称极垫细胞（polar cushion cell），是位于由致密斑、入球微动脉和出球微动脉组成的三角区内的细胞团，起传递信息作用。

（四）肾间质

肾间质指肾内的结缔组织、神经、血管等，分布在肾单位和集合小管之间。皮质部间质少，髓质从锥体底向乳头逐渐增多，在肾髓质的间质成分中，除一般的结缔组织外，还有一种特殊的间质细胞，呈星形，有较长的突起，胞质含大量的脂滴，细胞的长轴与肾小管及直小动脉，静脉垂直排列。电镜下，胞质中含有丰富的内质网、高尔基复合体。该细胞可形成基质，分泌前列腺素 E_2，有降低血压的作用。

案例 13-1 提示

1. 尿是由肾脏生成，先由肾小体滤过产生滤液（原尿），再经肾小管各段和集合小管时，有用成分和 99% 的水被重吸收，同时肾小管分泌、排泄部分代谢产物，最后形成终尿。

2. 肾小体产生原尿的结构基础是血管球的入球微动脉大于出球微动脉，球内压力高，加上毛细血管壁有孔且无隔膜，像"筛状滤过器"，有利于滤过。

3. 正常尿液中看不到蛋白及血细胞。尿中出现蛋白及红细胞应考虑是滤过膜受损。因为在正常情况下，滤过膜能限制一定大小的物质通过，只允许分子质量在 7 万以下的通过。大分子蛋白质及血细胞是不能通过的。若滤过膜受损，通透性改变，则大分子蛋白质及血细胞可通过滤膜漏出，出现蛋白尿及血尿。

三、肾的血液循环

肾的血液循环（图 13-13、图 13-14）与肾的功能密切相关。其特点如下：①肾动脉直接起于腹主动脉，短而粗、血流量大、流速快；②人体内的血液每 4～5 分钟流经肾滤过一次；③入球微动脉较出球微动脉粗，血管球内压力较高，有利于滤过作用；④动脉分支在肾内形成血管球和球后毛细血管网。入球微动脉形成血管球，出球微动脉形成球后毛细血管网，前者有利于滤过，后者有利于重吸收；⑤髓质内的"U"形血管袢与髓袢伴行，有利于肾小管和集合管系的重吸收和尿液浓缩。

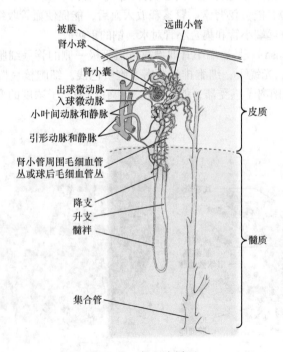

图 13-13 肾血液循环

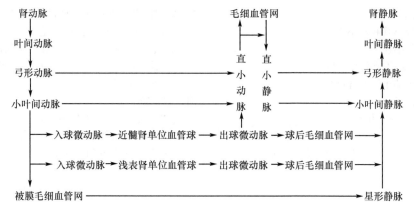

图 13-14　肾的血液循环

第 2 节　排　尿　管　道

排尿管道包括肾盏、肾盂、输尿管、膀胱和尿道。其功能是将肾形成的终尿排出体外。排尿管道各部的结构基本相似，均由黏膜、肌层和外膜构成。

一、黏　　膜

黏膜上皮为变移上皮，其厚度和细胞形态可随功能状态而变化。

二、肌　　层

肌层由平滑肌组成。一般分为内纵行和外环行两层，输尿管下段至膀胱的肌层为内纵行、中环行和外纵行三层。

三、外　　膜

外膜多为纤维膜，膀胱顶部为浆膜。

链接　尿液排出途径

　　肾小体→原尿→近曲小管→近端小管直部→细段→远端小管直部→远曲小管→弓形集合管→直集合管→乳头管→终尿→肾小盏→肾大盏→肾盂→输尿管→膀胱→尿道。

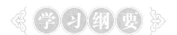　学习纲要

1. 掌握肾单位的组成，各组成部分的形态结构特点；滤过屏障的构成及功能。
2. 熟悉球旁复合体的组成及功能。
3. 了解肾的血液循环。

自　测　题

一、名词解释

1. 肾单位　2. 滤过屏障　3. 致密斑

二、填空题

1. 在髓质和髓放线中，有_____、_____和_____共同形成一个"U"形的袢，称_____。
2. 肾小囊为杯状的双层囊，分为_____和_____。前者细胞形态特殊，称_____，后者为_____上皮。
3. 球旁复合体包括_____、_____、_____。

三、单项选择题

1. 电镜下，观察一管道上皮其具有密集而发达的微绒毛，基部有质膜内褶，此管最有可能是

A. 近曲小管　　　　　　B. 远曲小管
C. 近直小管　　　　　　D. 远直小管
E. 集合管

2. 观察 HE 染色切片，下列肾小体哪一项结构除外

A. 肾小囊和血管球
B. 肾小囊腔明显，肾小囊壁层是单层扁平上皮
C. 可见血管极和尿极
D. 可见脏层足细胞有多级突起
E. 血管球细胞与系膜细胞不易区别

3. 肾单位的组成包括
　　A. 肾小体、肾小管和肾小囊
　　B. 肾小体和肾小管
　　C. 肾小体、肾小管和集合小管
　　D. 肾小体、近端小管和远端小管
　　E. 肾小体和髓袢

4. 肾的滤过作用主要是由于
　　A. 肾小管　　　　　　B. "U" 形髓袢
　　C. 肾血供丰富　　　　D. 肾单位滤过膜
　　E. 集合管

5. 有一管道在近肾小体侧的上皮呈窄的高柱状，核椭圆形，排列紧密，此结构是
　　A. 近曲小管　　　　　B. 球旁细胞
　　C. 致密斑　　　　　　D. 球外系膜细胞
　　E. 远曲小管

四、问答题

1. 论述肾小管各段的结构特点。
2. 论述球旁复合体的组成、形态结构和功能。
3. 论述与原尿形成相关的组织结构。

第14章 男性生殖系统

男性生殖系统由睾丸、生殖管道、附属腺、外生殖器组成。

一、睾　丸

睾丸表面覆以浆膜，即鞘膜脏层，深部为一厚层致密结缔组织，称白膜。白膜在睾丸后缘局部增厚形成睾丸纵隔（mediastinum testis）。纵隔的结缔组织呈放射状伸入睾丸实质，将其分隔成约250个锥形小叶，每个小叶内有1～4条细长弯曲的生精小管。生精小管在近睾丸纵隔处汇集为短而直的直精小管。直精小管进入睾丸纵隔相互吻合形成睾丸网。生精小管之间的疏松结缔组织，称睾丸间质（图14-1）。

（一）生精小管

生精小管（seminiferous tubule）为高度弯曲的复层上皮性管道。成人的生精小管每条长30～70cm，由特殊的生精上皮（spermatogenic epithelium）构成。生精上皮由生精细胞和支持细胞组成。生精上皮的基膜明显，基膜外侧有胶原纤维和梭形的肌样细胞（myoid cell）。肌样细胞的收缩有助于精子排出。在青春期前，生精小管为实心结构，生精细胞仅为精原细胞（图14-2）。

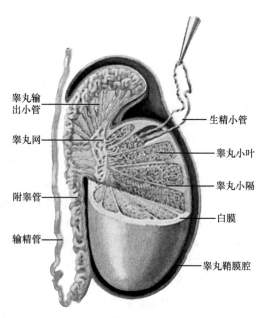

图 14-1　睾丸与附睾结构

标注：睾丸输出小管　生精小管　睾丸网　睾丸小叶　附睾管　睾丸小隔　输精管　白膜　睾丸鞘膜腔

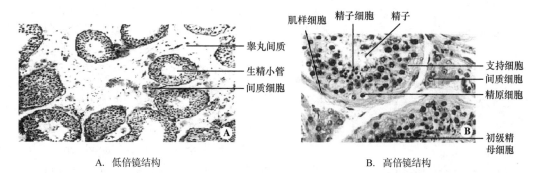

A. 低倍镜结构　　　　　　B. 高倍镜结构

图 14-2　睾丸生精小管

左图标注：睾丸间质　生精小管　间质细胞
右图标注：肌样细胞　精子细胞　精子　支持细胞　间质细胞　精原细胞　初级精母细胞

1. 生精细胞（spermatogenic cell）　生精细胞为一系列细胞，根据其发育程度不同，分为精原细胞、初级精母细胞、次级精母细胞、精子细胞和精子。精原细胞形成精子的过程称精子发生（图14-3）。

（1）精原细胞（spermatogonium）：来源于胚胎时期的原始生殖细胞，紧贴生精上皮基膜，呈圆形或椭圆形。精原细胞分A型和B型。A型精原细胞是生精细胞的干细胞，不断分裂增殖；其一部分作为干细胞保留，另一部分则分化为B型精原细胞。自青春期开始，B型精原细胞经过数次分裂后，分化为初级精母细胞。 **考点：** 精子形成的5个阶段

（2）初级精母细胞（primary spermatocyte）：位于精原细胞的近腔侧，体积较大，常有数层，核大而圆，其核型为（46，XY）。初级精母细胞经过DNA复制后，进行第1次减数分裂（又称成熟分裂），形成两个次级精母细胞。因第1次减数分裂的分裂前期历时较长（约22天），故在组织切片上容易见到。

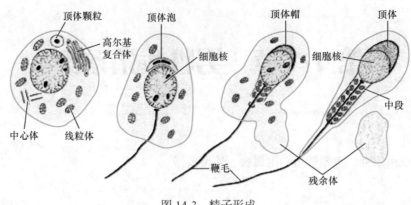

图 14-3　精子形成

（3）次级精母细胞（secondary spermatocyte）：位于初级精母细胞的近腔侧，体积较小。核圆形，染色较深，其核型为（23，X）或（23，Y）。次级精母细胞不进行 DNA 复制，迅速进入第 2 次减数分裂，每个次级精母细胞生成 2 个精子细胞。因次级精母细胞存在时间短，在组织切片上不易见到。

（4）精子细胞（spermatid）：位于近管腔面，体积较小，数量多。核圆形，染色深，核型为（23，X）或（23，Y），为单倍体。精子细胞不再分裂，而经历复杂的形态结构变化，由圆形逐渐转变为蝌蚪状的精子，此过程称精子形成（spermiogenesis）。

精子形成的主要变化是：①核高度浓缩、变长，构成精子头部；②高尔基复合体形成顶体（acrosome）；③中心体迁移到顶体对侧，形成轴丝，成为精子尾部（或称鞭毛）的主要结构；④线粒体聚集，缠绕在轴丝近段周围，形成线粒体鞘；⑤多余的胞质汇聚于尾侧，形成残余胞质，最后脱落，被支持细胞吞噬。

（5）精子（spermatozoon）：人的精子形似蝌蚪，长约 60μm，分头和尾两部分。头部嵌入支持细胞的顶部胞质中，尾部游离于生精小管腔。头部主要为高度浓缩的核，核的前 2/3 有顶体覆盖。顶体内含多种水解酶，在受精过程中，顶体释放顶体酶，溶解放射冠的细胞外基质与透明带后，精子的头进入卵细胞。精子的尾部分为颈段、中段、主段、末段四部分。

考点：支持细胞的功能和血-睾屏障的组成

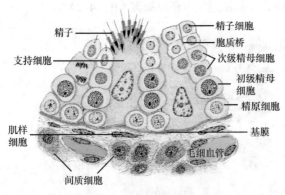

图 14-4　支持细胞和生精细胞

2. 支持细胞（sustentacular cell）　细胞呈不规则高锥体形，从生精小管基底直至腔面。由于其侧面镶嵌着各级生精细胞，故光镜下细胞轮廓不清。支持细胞核呈椭圆形、三角形或不规则形，染色浅，核仁明显（图 14-4）。电镜下，其胞质内含丰富的滑面内质网和一些粗面内质网，高尔基复合体发达，线粒体、溶酶体、微丝和微管等较多。相邻支持细胞侧面近基底部的质膜形成紧密连接，将精原细胞与其他生精细胞隔开，在生精小管与睾丸间质中的毛细血管之间的结构称血-生精小管屏障（blood-seminiferous tubule barrier），又称血-睾屏障（blood-testis barrier）。血-睾屏障由间质中的毛细血管内皮及其基膜、结缔组织、生精上皮基膜和支持细胞间的紧密连接组成。其中紧密连接是血-睾屏障的主要结构。该屏障对保持生精小管内微环境的稳定有重要作用，有利于精子的发生。

支持细胞的主要功能：支持、保护和营养各级生精细胞；吞噬和消化精子细胞变形脱落的残余胞质；分泌雄激素结合蛋白，保持生精小管内有较高的雄激素水平，促进精子发生等。

（二）睾丸间质

考点：睾丸间质细胞的功能

睾丸间质（interstitial tissue of testis）位于生精小管之间，为富含血管和淋巴管的疏松结缔组织，含有成群分布的睾丸间质细胞（testicular interstitial cell），又称 Leydig 细胞。光镜下，细胞呈圆形或多边形，核圆居中，胞质嗜酸性强；电镜下有分泌类固醇激素细胞的结构特点。从青春期开始，睾丸间质细胞分泌雄激素，促进精子发生和男性生殖器官发育，维持男性第二性征和性功能。

案例14-1

患者，男，31 岁，工人。病史：婚后 4 年性生活正常，没有采取任何避孕措施，但妻子一直未孕，女方检查结果一切正常。患者自觉左侧阴囊多年空虚，因不育而前来就诊。体检：①患者第二性征发育良好；②左阴囊内未触及睾丸，在左侧腹股沟区可触及栗子大小睾丸状物，活动受限，无触痛感。辅助检查：① B 超检查示左侧阴囊内不能探及明显睾丸回声；于左侧腹股沟上方可探及一约 30mm×13mm 类睾丸样回声，回声欠均质；②精液检查示精子数量 450 万 /ml，液化时间 90 分钟，精子活动力低下，活动率 10%。

问题：1. 先天性隐睾的男性会导致不育吗？为什么？
　　　2. 精子能力弱会影响生育吗？为什么？

（三）直精小管和睾丸网

在近睾丸纵隔处，生精小管变为短而细的直行管道，称直精小管（tubulus rectus）。直精小管管壁为单层立方或矮柱状上皮，无生精细胞。直精小管进入睾丸纵隔内分支吻合成网状的管道，称睾丸网（rete testis）。睾丸网管壁为单层立方上皮，管腔大而不规则。精子经直精小管和睾丸网出睾丸。

二、生 殖 管 道

男性生殖管道包括附睾、输精管、射精管和尿道。

（一）附睾

附睾（epididymis）位于睾丸的后上方，分头、体、尾三部。头部主要由输出小管（efferent duct）组成，输出小管是与睾丸网连接的 8～12 条弯曲小管；体部和尾部由附睾管（epididymal duct）组成，附睾管高度盘曲，长 4～6m。附睾尾向上移行为输精管。输出小管管壁上皮由高柱状纤毛细胞和低柱状细胞相间排列构成，故管腔不规则；高柱状细胞游离面的纤毛摆动可促进精子向附睾管移动。附睾管管壁由假复层柱状上皮构成，管腔规整，上皮游离面有静纤毛（图 14-5）。附睾管的细胞有分泌功能，其分泌物有利于精子功能的成熟，故附睾的功能异常会影响精子的成熟，导致不育。

考点：附睾管的功能

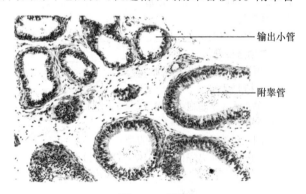

输出小管

附睾管

图 14-5　附睾

（二）输精管

输精管是壁厚腔小的肌性管道，管壁由黏膜、肌层及外膜组成。黏膜表面为较薄的假复层柱状上皮，固有层结缔组织中弹性纤维丰富。肌层厚，由内纵、中环和外纵排列的平滑肌组成。在射精时，肌层强力收缩，将精子快速排出。

案例 14-1 提示

睾丸是人体精子生成的场所，而睾丸对温度比较敏感，睾丸产生精子的适宜温度为 32～36℃，比正常人体温低 2～4℃，而阴囊位于躯体最下端，其皮肤皱褶较多，散热能力较强，正是最适宜睾丸精子生长发育的场所，若睾丸因种种原因不能到达阴囊内而停留在其他部位，这些部位的温度及生化环境都不利于睾丸的生长发育，就会使睾丸发育不全或根本就不发育，也就不能发挥生精功能而引起不育。

三、附 属 腺

男性生殖系统的附属腺包括前列腺、精囊、尿道球腺，它们的分泌物连同精子构成精液。

（一）前列腺

前列腺环绕于尿道起始段，由富含弹性纤维和平滑肌的结缔组织构成被膜。被膜的部分结缔组织和平滑肌伸入腺内形成支架。腺实质主要由 30～50 个复管泡状腺组成，腺腔较大且不规则，腺上皮形态不一，有单层立方、单层柱状或假复层柱状上皮，腺导管开口于尿道的前列腺部。前列腺

考点：前列腺的年龄变化特点

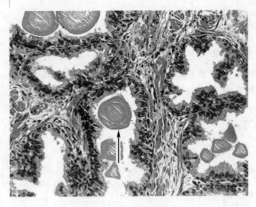

图 14-6　前列腺

分泌物浓缩形成的圆形嗜酸性板层状小体称前列腺凝固体，它可随年龄的增长而增多，甚至钙化形成前列腺结石（图 14-6）。

（二）精囊

精囊由一对高度弯曲的盲管组成。管壁由黏膜、肌层、外膜组成。分泌物内含有丰富的果糖，为精子提供能量，此外，还产生前列腺素。

（三）尿道球腺

尿道球腺是一对豌豆状的复管泡状腺。上皮为单层立方、单层柱状，腺体分泌的黏液于射精前排出，以润滑尿道。

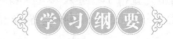

学习纲要

1. 掌握生精小管的形态结构特点、血－睾屏障的构成及功能；睾丸间质细胞的形态和功能。
2. 熟悉前列腺的形态结构和功能。
3. 了解精子发生过程。

自　测　题

一、名词解释

1. 血－睾屏障　2. 精子形成

二、填空题

生精上皮包括_____、_____。

三、单项选择题

1. 不再进行分裂的生精细胞是
   A. 精原细胞　　　　B. 初级精母细胞
   C. 次级精母细胞　　D. 精子细胞
   E. 精子
2. 对间质细胞的描述，错误的是
   A. 位于睾丸纵隔内　B. 常成群分布
   C. 体积较大　　　　D. 呈多边形
   E. 可分泌雄性激素

3. 生精小管上皮由下列哪两种细胞组成
   A. 支持细胞和间质细胞
   B. 支持细胞和生精细胞
   C. 间质细胞和生精细胞
   D. 支持细胞和精子细胞
   E. 支持细胞和精原细胞
4. 生精小管的功能是
   A. 分泌雄激素　　　B. 分泌精液
   C. 储存精子　　　　D. 产生精子
   E. 排出精子

四、问答题

在光镜下如何识别各级生精细胞及支持细胞？

第15章 女性生殖系统

女性生殖系统分为内生殖器和外生殖器两部分。内生殖器包括卵巢、输卵管、子宫和阴道。卵巢产生卵细胞和分泌女性激素，输卵管是输送卵细胞和受精的场所，子宫是产生月经和孕育胎儿的器官。

一、卵 巢

卵巢（图16-1）表面为单层扁平或立方上皮，上皮深部为薄层致密结缔组织，称白膜。卵巢实质分周围的皮质和中央的髓质，两者无明显界限。皮质厚，含不同发育阶段的卵泡、黄体、白体和闭锁卵泡等。髓质范围较小，内含较多血管和淋巴管等。**考点**：卵巢皮质的组成

（一）卵泡的发育与成熟

卵泡（follicle）是由中央的一个卵母细胞（oocyte）和其周围的卵泡细胞（follicular cell）组成的球泡状结构。卵泡发育始于胚胎时期，第5个月胚胎的双侧卵巢有原始卵泡近700万个，以后逐渐减少，出生时尚有100万～200万个，青春期时仅存约4万个。从青春期开始，在垂体分泌的促性腺激素作用下，卵泡开始分批进入发育与成熟的连续生长过程，其结构也发生一系列变化（图15-2、图15-3）。

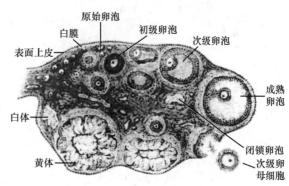

图15-1 卵巢的微细结构

1. 原始卵泡（primordial follicle） 位于皮质浅层，体积小，数量多。原始卵泡中央为初级卵母细胞，周围是单层扁平的卵泡细胞。初级卵母细胞体积大，圆形，胞质嗜酸性；核大而圆，染色浅。初级卵母细胞在胚胎时期由卵原细胞分化而来，继而进入第1次减数分裂前期，可长期停滞在此期，直到排卵前才完成第1次减数分裂。卵泡细胞较小，扁平形，染色较深，与周围结缔组织间有基膜。卵泡细胞有支持和营养卵母细胞的作用（图15-2）。**考点**：原始卵泡的组成

2. 生长卵泡（growing follicle） 青春期开始后，部分原始卵泡生长发育，称生长卵泡。生长卵泡包括初级卵泡和次级卵泡两个阶段。

（1）初级卵泡（primary follicle）：初级卵母细胞体积逐渐增大，核增大，胞质中出现丰富的细胞器。卵泡细胞增生，其形态由扁平形变为立方形或柱状，细胞由单层逐渐变为复层。初级卵母细胞与卵泡细胞之间，出现一层由它们共同分泌形成的嗜酸性薄膜，称透明带（zona pellucida）。随初级卵泡逐渐增大，其周围的结缔组织逐渐分化形成卵泡膜（theca folliculi）（图15-3）。**考点**：初级卵泡、次级卵泡和成熟卵泡的形态特点

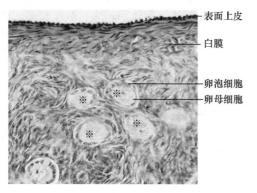

图15-2 原始卵泡
※ 示原始卵泡

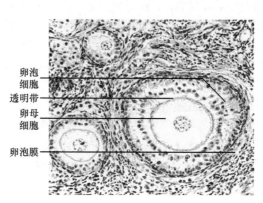

图15-3 初级卵泡

（2）次级卵泡（secondary follicle）：初级卵泡后期，卵泡细胞间开始出现一些大小不等的腔隙，称卵泡腔，此时的卵泡称次级卵泡，多个小腔隙逐渐融合成一个大腔。卵泡腔内充满卵泡液。随着卵泡液的增多，初级卵母细胞、透明带及周围的卵泡细胞被推到卵泡腔一侧，形成突入卵泡腔内的隆起，称卵丘。紧靠透明带的一层高柱状卵泡细胞呈放射状排列，称放射冠。卵泡腔周围的卵泡细胞形成卵泡壁，称颗粒层，卵泡细胞改称颗粒细胞。卵泡膜分化为内、外两层。内层紧贴卵泡壁的基膜，毛细血管丰富，基质细胞分化为多边形或梭形的膜细胞，有分泌类固醇激素细胞的超微结构特点；外层主要为胶原纤维和少量平滑肌。膜细胞合成雄激素，雄激素透过基膜，在颗粒细胞内转化为雌激素，故雌激素由两种细胞联合产生。雌激素少量进入卵泡液，大部分进入血液循环，作用于子宫等靶器官（图15-4）。

3. 成熟卵泡（mature follicle）是次级卵泡发育的最后阶段。由于卵泡液的急剧增多，卵泡腔变大，使卵泡体积显著增大，其直径可达2cm，并凸出卵巢表面，故颗粒层变薄。排卵前36~48小时，初级卵母细胞恢复并完成第1次减数分裂，形成一个大的次级卵母细胞和一个很小的第一极体（first polar body）。次级卵母细胞迅速进行第2次减数分裂，并停滞在分裂中期（图15-5）。

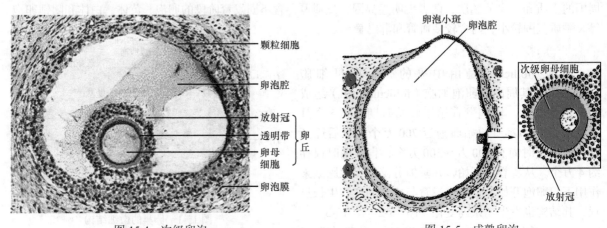

图15-4　次级卵泡　　　　　　　　　　　图15-5　成熟卵泡

在每个月经周期中，有数十个原始卵泡同时生长发育，但通常只有一个卵泡发育成熟并排卵，其他卵泡在不同发育阶段发生退化，形成闭锁卵泡。

（二）排卵

考点：排卵
的概念

成熟卵泡破裂，次级卵母细胞及其周围的透明带和放射冠从卵巢表面排出的过程，称排卵（ovulation）。通常，生育期的妇女每28天左右排卵一次，排卵时间约在每个月经周期的第14天。一般每次排卵1个，双侧卵巢交替排卵。女性一生排出约400个卵。卵排出后，若在24小时内未受精，次级卵母细胞即退化消失（图15-6）。

（三）黄体

考点：黄体
的形成和
退化

排卵后，颗粒层和卵泡膜向卵泡腔内塌陷，在黄体生成素的作用下，逐渐发育成一个体积大而富含血管的内分泌细胞团，新鲜时呈黄色，称黄体（corpus luteum）。黄体主要由两类细胞构成，即由颗粒细胞分化来的颗粒黄体细胞和由膜细胞分化来的膜黄体细胞。颗粒黄体细胞体积较大，数量较多，染色较浅，常位于黄体中央。膜黄体细胞体积较小，数量较少，染色较深，常位于黄体周边。两种细胞都有分泌类固醇激素细胞的超微结构特征。颗粒黄体细胞分泌孕激素，膜黄体细胞与颗粒黄体细胞协同作用分泌雌激素（图15-7）。

若未受精，黄体维持12~14天后退化，称月经黄体。若受精并妊娠，在胎盘分泌的绒毛膜促性腺激素的刺激下，黄体继续发育，直径可达4~5cm，称妊娠黄体。妊娠黄体除分泌孕激素和雌激素外，还分泌松弛素。这些激素可使子宫内膜增生，子宫平滑肌松弛，以维持妊娠。妊娠4~6个月，由胎盘取代黄体。无论何种黄体，最终均退化，被结缔组织取代成为白体。

（四）闭锁卵泡

从胎儿至出生，乃至整个生殖期，绝大部分卵泡不能发育成熟，它们在各发育阶段发生退化，这些退化的卵泡，称闭锁卵泡（atretic follicle）。小的卵泡（原始卵泡和初级卵泡）闭锁后，逐渐消失，不留

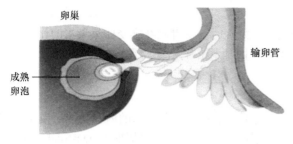

卵巢

成熟
卵泡

输卵管

图 15-6　排卵

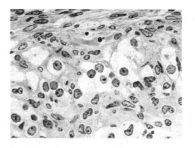

图 15-7　黄体

痕迹。大的卵泡（次级卵泡）闭锁后，被结缔组织和血管分隔成散在的细胞团索，称间质腺。间质腺可分泌雌激素。间质腺于人体组织中很少，于猫、鼠类较发达。

二、输　卵　管

输卵管管壁由内向外依次为黏膜、肌层和浆膜（图 15-8）。黏膜由单层柱状上皮和固有层构成。黏膜向管腔突出，形成许多纵行有分支的皱襞。皱襞于壶腹部最发达，高而多分支。上皮由分泌细胞和纤毛细胞组成。分泌细胞的分泌物组成输卵管液，对卵子起到营养和辅助运行的作用。纤毛细胞的纤毛向子宫方向摆动，利于卵子向子宫方向运行。输卵管上皮随月经周期而出现周期性变化。固有层为薄层结缔组织，含丰富的毛细血管和散在平滑肌纤维。肌层由内环行和外纵行的两层平滑肌构成，峡部最厚，壶腹部较薄。

三、子　　宫

子宫为腔小、壁厚的肌性器官，分为底部、体部和颈部。子宫壁由内向外分为内膜、肌层和外膜（图 15-9）。

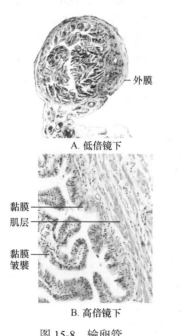

外膜

A. 低倍镜下

黏膜
肌层

黏膜
皱襞

B. 高倍镜下

图 15-8　输卵管

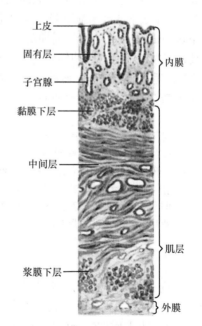

上皮

固有层

子宫腺

内膜

黏膜下层

中间层

肌层

浆膜下层

外膜

图 15-9　子宫壁光镜结构

（一）子宫底部和体部的结构

1. 内膜　由上皮和固有层组成。上皮为单层柱状上皮，由分泌细胞和纤毛细胞组成。固有层较厚，由疏松结缔组织构成，内含子宫腺（由上皮陷入固有层形成）、血管和大量低分化的基质细胞。根据结构和功能不同，子宫内膜分为功能层和基底层。功能层（functional layer）位于内膜的浅层，约占内膜厚度的 4/5，接受螺旋动脉血液供应，随月经周期发生周期性剥脱，妊娠时，胚泡植入此层并在其中生长。基底层（basal layer）位于功能层的深部，接受基底动脉血液供应，不随月经周期剥脱，在月经期后由其增生修复功能层。

2. 肌层　肌层厚，由交错行走的平滑肌束构成。妊娠时，平滑肌纤维受卵巢激素的作用，增生肥大并分裂增殖，使肌层显著增厚。分娩后，肌纤维迅速恢复至正常大小，部分肌纤维凋亡。

3. 外膜　为浆膜，即腹膜脏层。

（二）子宫内膜的周期性变化

考点：子宫内膜周期性变化与卵巢周期性变化的关系

自青春期始，在卵巢分泌的雌激素和孕激素作用下，子宫底部和体部的内膜功能层发生周期性变化，即每28天左右发生一次内膜的剥脱、出血、增生和修复过程，称月经周期（menstrual cycle）。月经周期指从月经来潮第1天起至下次月经来潮的前1天止（图15-10）。

1. 增生期（proliferative phase）　月经周期的第5～14天，即从月经结束至排卵。此期卵巢内有若干卵泡开始向成熟卵泡发育，又称卵泡期（follicular phase）。在卵泡分泌的雌激素作用下，残存的基底层增生修复功能层。此期子宫内膜主要的结构变化为：①子宫内膜逐渐增厚；②基质细胞分裂增殖，产生大量的纤维和基质；③子宫腺增多、增长并弯曲，到增生晚期，腺腔扩大；④螺旋动脉随子宫内膜的不断增厚而伸长、弯曲。此期末，卵巢内的成熟卵泡排卵，子宫内膜随之进入分泌期。

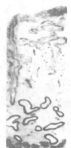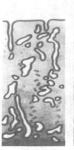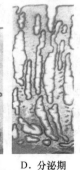

A. 月经期　　B. 增生早期　　C. 增生晚期　　D. 分泌期

图 15-10　子宫内膜的周期性变化

2. 分泌期（secretory phase）　月经周期的第15～28天，即从排卵到下一次月经前。此期卵巢已形成黄体，又称黄体期（luteal phase）。在黄体分泌的雌激素和孕激素作用下，子宫内膜进一步增厚。此期子宫内膜主要的结构变化为：①子宫腺进一步增多、增长并极度弯曲，腺腔膨胀，腺细胞分泌功能旺盛；②螺旋动脉进一步伸长、迂曲；③固有层内组织液增多，呈现水肿；④部分基质细胞分化成前蜕膜细胞（predecidual cell）。排出的卵若未受精，则黄体退化，血中雌激素和孕激素浓度明显下降，内膜功能层剥脱，进入月经期。

3. 月经期（menstrual phase）　月经周期的第1～4天，即从月经开始到出血停止。由于黄体退化，其分泌的雌、孕激素骤减，子宫内膜功能层的螺旋动脉持续收缩，导致子宫内膜功能层发生缺血坏死。继而，螺旋动脉扩张，毛细血管破裂，血液涌入内膜功能层，内膜功能层崩溃，最后血液与坏死脱落的内膜组织一起经阴道排出，称月经。月经期内，子宫内膜有创面，容易引起感染，应保持经期卫生。

案例15-1

患者，女，45岁。到医院做了彩色超声检查（子宫和附件），经阴道超声检查：子宫呈后位，形态正常，宫体大小61×53×49mm，宫颈长29mm，肌壁回声均匀，内膜线居中，内膜厚13mm。子宫后方见液性暗区，范围约41mm×24mm。右侧卵巢24mm×16mm，左侧卵巢24mm×14mm。双侧附件区未见明显包块。CDFI示宫肌壁血流分布正常。超声提示子宫内膜增厚；盆腔少量积液。

问题：1. 子宫内膜增厚的原因是什么？会导致女性不孕吗？
　　　2. 子宫内膜变化会影响女性的月经周期吗？为什么？

（三）子宫颈

子宫颈壁由外向内分为外膜、肌层和黏膜。外膜为结缔组织构成的纤维膜，肌层由数层平滑肌组成，子宫颈管的黏膜较厚，黏膜中无螺旋动脉，也无周期性剥脱现象。黏膜由上皮和固有层组成。上皮为单层柱状上皮，分泌黏液，其分泌活动受到卵巢激素的影响。在子宫口处，单层柱状上皮移行为复层扁平上皮（图15-11），分界清晰，是宫颈癌的好发部位。

四、乳　　腺

乳腺结构因年龄和功能状态不同而有差异。青春期开始发育，妊娠末期及哺乳期可分泌乳汁，称活动期乳腺；无分泌功能的，

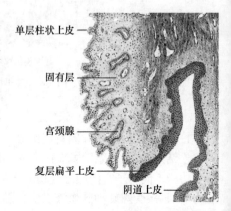

单层柱状上皮 —

固有层 —

宫颈腺 —

复层扁平上皮 —

阴道上皮 —

图 15-11　子宫颈与阴道部

称静止期乳腺。

（一）乳腺的一般结构

乳腺被结缔组织分隔成 15～25 个叶，每个叶又分为若干小叶，每个小叶是一个复管泡状腺。腺泡上皮为单层立方或柱状，在上皮细胞和基膜之间有肌上皮细胞。导管包括三级：单层立方或柱状上皮构成的小叶内导管，由复层柱状上皮构成的小叶间导管和总导管。总导管又称输乳管，开口于乳头，并与乳头表皮相延续。

（二）静止期乳腺

静止期乳腺是指未孕女性的乳腺，腺体不发达，仅见少量导管和小的腺泡，脂肪组织和结缔组织丰富。

（三）活动期乳腺

妊娠期，受大量激素影响，乳腺的小导管和腺泡迅速增生，腺泡增大，结缔组织和脂肪组织相应减少。至妊娠后期，在垂体分泌的催乳激素的影响下，腺上皮通过顶浆分泌或出胞方式排出脂滴、乳蛋白、乳糖和抗体的蛋白样液体，称初乳。断乳后腺上皮停止分泌，储积的乳汁渐被吸收，腺泡缩小，细胞变性而自溶或被巨噬细胞吞噬清除，结缔组织和脂肪细胞增生，腺体又恢复至静止状态。绝经期后，卵巢激素水平下降，腺体萎缩退化。大部分腺泡和导管逐渐消失。整个腺体逐渐被结缔组织所替代。

考点： 静止期和活动期乳腺各有何特点

案例 15-1 提示

子宫内膜增厚是随着卵巢的周期性变化，生殖器其他部分也产生相应的周期性变化。其中以子宫内膜的变化最为显著，包括内膜的增生、分泌、脱落和修补各阶段。如果卵巢激素紊乱，易导致子宫内膜异常增厚，即子宫内膜增殖症，它是由于大量雌激素刺激子宫内膜所致。临床表现为不规则的多量的异常子宫出血，患者可以在长时间闭经后出现持续的出血，临床上可能疑为流产，也可表现为周期缩短、经期延长，出血时间可达 1 个月。因此，子宫内膜异常增厚是会影响怀孕的。

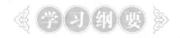

❀ 学 习 纲 要 ❀

1. 掌握卵泡的发育与成熟；子宫壁的形态结构特点；子宫内膜的周期性变化。
2. 熟悉排卵；黄体的形成与退化；子宫颈的形态特点。
3. 了解乳腺的一般结构及不同功能期的形态结构特点。

自 测 题

一、名词解释

1. 排卵　2. 黄体　3. 月经周期

二、填空题

1. 卵泡的发育分为_____、_____、_____三个阶段。
2. 子宫内膜周期性变化分为_____、_____、_____三个时期。

三、单项选择题

1. 卵巢不能产生的激素是
   A. 雌激素　　　　　B. 黄体生成素
   C. 松弛素　　　　　D. 黄体酮
   E. 雄激素
2. 卵泡的透明带是
   A. 由卵母细胞分泌形成
   B. 由卵泡细胞分泌形成
   C. 由卵泡膜细胞分泌形成

   D. 由卵母细胞和卵泡细胞共同分泌形成
   E. 由卵泡细胞和卵泡膜细胞共同分泌形成
3. 卵母细胞完成第一次成熟分裂是在
   A. 原始卵泡形成时期　B. 排卵前 48 小时
   C. 排卵时　　　　　　D. 排卵后 48 小时
   E. 以上都不对
4. 在下列子宫内膜的描述中，错误的是
   A. 由上皮和固有层组成
   B. 可分为功能层和基底层
   C. 基底层具有增生修复的功能
   D. 基底层和功能层都可发生周期性剥脱和出血
   E. 上皮为单层柱状上皮

四、问答题

1. 试述黄体的形成及退化。
2. 试述子宫内膜的周期性变化与卵巢周期的关系。

第16章 皮 肤

皮肤（skin）覆盖于体表，是人体内面积最大的器官，约占体重的16%。皮肤由表皮、真皮两部分组成，借皮下组织与深层组织相连。皮肤有毛发、指（趾）甲、皮脂腺和汗腺等，它们都是由表皮衍生的皮肤附属器。

皮肤作为一个感受器，有丰富的神经末梢，能感受外界各种刺激，皮肤对机体有保护作用，能防止机械性损伤；皮肤内的黑色素细胞能有效地保护紫外线对人体的损害。皮肤的汗腺、血管、脂肪等参与调节体温、水盐代谢及各种物质的分泌、吸收。

一、表 皮

考点：表皮角质形成细胞的结构层次

表皮（epidermis）是皮肤的浅层，由角化的复层扁平上皮构成。根据表皮的厚度，皮肤可分为厚皮和薄皮。厚皮仅见于手掌、足趾部，表皮厚度为0.8～1.5mm。其他部位的皮肤均为薄皮，其表皮厚度为0.07～0.12mm。表皮细胞分为两大类，一类为角质形成细胞，数量较多，构成表皮的主体；另一类是非角质形成细胞，数量少，散在于角质形成的细胞间。

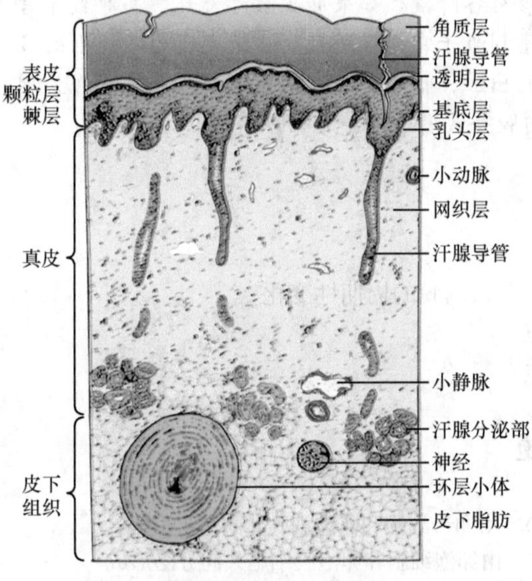

（一）角质形成细胞的分层与角化

角质形成细胞（keratinocyte）在人体的表皮中，手掌和足底的厚表皮结构较典型，从深层到浅层可分为基底层、棘层、颗粒层、透明层和角质层等五层结构（图16-1）。

1. 基底层 基底层（stratum basal）位于表皮的最深层，附着于基膜上，由一层低矮柱状的基底细胞组成。胞核较大，圆形或椭圆形，胞质少，强嗜碱性。基底细胞是表皮的干细胞，代谢活跃，不断有丝状分裂，产生子细胞以更新表皮，在皮肤的创伤愈合中，基底细胞具有重要的再生修复作用。正常人表皮中约70%的分裂细胞都位于基底层，所以基底层又称生发层。

2. 棘层 棘层（stratum spinosum）位于基底层浅面，由5～10层多边形棘细胞组成。细胞表面伸出许多细小突起呈棘状，故称棘层。棘细胞胞体较大，胞核圆

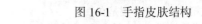

图16-1 手指皮肤结构

形，胞质较丰富呈嗜碱性。胞质中含有较多的张力原纤维。棘细胞向浅层推移，细胞逐渐变为扁平形。

3. 颗粒层 颗粒层（stratum granulosum）位于棘层的浅表，由3～5层较扁的梭形细胞组成。胞核染色浅，趋于萎缩退化。胞质内充满嗜碱性颗粒，故称颗粒层；这些颗粒称为透明角质颗粒，这些颗粒无膜包被。胞质中的膜被颗粒增多，并以胞吐方式将其内容物排入细胞间隙，构成阻止物质透过表皮的重要屏障，且有助于上皮细胞之间的粘合，增强其牢固度。

4. 透明层 透明层（stratum lucidum）位于颗粒层浅面，由几层扁平细胞组成。胞核及细胞器已消失，在HE染色的切片上，胞质透明并显浅红色，胞质含透明角质，是颗粒层细胞的透明角质颗粒形成的，故名透明层。在表皮比较薄的部位，颗粒层和透明层不甚明显或缺如。

5. 角质层 角质层（stratum corneum）是表皮的最浅层，由多层扁平的角质细胞组成。细胞已完全角化，变得干硬，胞质内充满均质状嗜酸性的角蛋白。角蛋白是一种耐摩擦的物质，它由颗粒层的透明角质颗粒或透明层的透明角质衍生而来。角质细胞互相嵌合，细胞轮廓不清，细胞间隙充满由膜被颗粒释出的物质，它与角质细胞的关系如同水泥包围着砖块一样，构成了表面浅层的牢固屏障。角质层构

成皮肤的重要保护层。人体大部分皮肤的表皮较薄，棘层、颗粒层及角质层层数较少，无透明层。表皮由基底层到角质层的结构变化，反映了角质形成细胞增殖、迁移、逐渐分化为角质细胞、然后脱落的过程，与此伴随的是角蛋白及其他成分的合成的量与质的变化。干硬坚固的胶质细胞赋予表皮对多种物理和化学性刺激很强的耐受力，表皮细胞间隙中的脂质膜状物，可阻止外界物质透过表皮，以及组织液外渗。角质形成细胞不断脱落和更新，更新周期为 3～4 周。

（二）非角质形成细胞

非角质形成细胞又称树突状细胞，一般位于表皮深层角质形成细胞间，不参与角化，包括黑素细胞、朗格汉斯细胞和梅克尔细胞。

1. 黑素细胞　黑素细胞（melanocyte）是生成黑色素的细胞，分散存在于基底层细胞之间，数量少，胞体较大，并有许多突起，细胞的主要特点是胞质内有许多单位膜包裹的长圆形小体，称黑素体（图 16-2）。黑素细胞具有合成黑色素的功能。黑色素能吸收阳光中紫外线，可保护深层组织免受损害，有效预防"皮肤癌"的发生。皮肤颜色的深浅主要取决于表皮基底细胞内黑色素的含量。

2. 朗汉斯巨细胞　朗汉斯巨细胞（Langer hans cell）主要存在于棘细胞之间，是一种具有树枝状突起的细胞。电镜下，可见胞质内有特征性的伯贝克颗粒，颗粒呈杆状，中等电子密度，其一端或中间部可有电子透明的膨大。此细胞能识别、结合和处理侵入皮肤的抗原，并把抗原传递给 T 细胞，是皮肤免疫功能的主要细胞，在对侵入皮肤的病原微生物、监视癌变细胞及排斥移植的异体组织中起重要的作用。

3. 梅克尔细胞　梅克尔细胞（Merkel cell）散在分布于毛囊附近的表皮基底细胞之间，呈扁平形，有短指状突起，在 HE 染色切片上不易辨认。梅克尔细胞数量很少，但在手指尖较多，可能为接受机械刺激的感觉细胞。

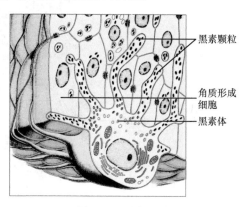

黑素颗粒

角质形成细胞

黑素体

图 16-2　黑素细胞

二、真　皮

考点：真皮的分层结构及功能特点

真皮（dermis）位于表皮与皮下组织之间，由致密结缔组织构成。真皮可分为乳头层和网状层两层，二者间无明确界限。身体各部真皮的厚度不等，一般为 1～2mm。

（一）乳头层

乳头层（papillary layer）是紧靠表皮的薄层疏松结缔组织，向表皮突出形成许多嵴状或乳头状隆起，称真皮乳头（dermal papilla）。乳头的形成增加了真皮与表皮的接触面积，有利于两者的连接和表皮的营养代谢。乳头内含丰富的毛细血管和游离神经末梢，在手指掌侧的真皮乳头内含较多触觉小体。

人手指第一节掌侧皮肤，由于真皮乳头突起，形成许多整齐的乳头线，在乳头线之间有凹陷的小沟，使表皮表面呈现相应凹凸的花纹，称为指纹，其形状因人而异，且终生不变，在人类学和法医学的理论和实践研究中具有重要意义。

（二）网状层

网状层（reticular layer）在乳头层下方较厚的致密结缔组织，成网，并有许多弹性纤维束，赋予皮肤较大的韧性和弹性，外面还有较多的血管、淋巴管和神经纤维。毛囊、皮脂腺和汗腺也多存在于此层，深部常见环层小体。在真皮下方为皮下组织（hypodermis）即解剖学所称的浅筋膜，由疏松结缔组织和脂肪组织组成，将皮肤与深部结缔组织相连，并使皮肤具有一定的活动性。皮下组织的厚度随个体、年龄、性别和部位等不同有较大差别，具有缓冲、保温、贮存营养等作用。

由于皮下组织结缔组织疏松，临床上皮下注射就是将药液注入此层，药液易于扩散而被吸收。烧伤是皮肤外伤常见的症状，烧伤深度的判断标准，就是按皮肤分层来判断的。通常采用的划分标准是：一度，为表皮浅层烧伤；浅二度，烧伤达真皮乳头层；深二度，烧伤达真皮网状层；三度，达皮下组织或更深。

三、皮肤的附属器

皮肤附属器包括毛、皮脂腺、汗腺和指（趾）甲等（图 16-3）。

（一）毛

考点提示:
皮肤附属器
的组成

人体皮肤除手掌及足底外，均有毛分布。毛的粗细、长短与所在部位、年龄、性别及生理状况而有差异。头皮的毛最粗，其他部位的毛则较细。

毛（hair）分毛干和毛囊两部分。毛干（hair shaft）露于皮肤的外面；毛根（hair root）埋入在皮肤内，周围包有毛囊。毛囊由上皮组织和结缔组织构成。毛根和毛囊的下端都较膨大，底部凹陷，结缔组织突入其内，形成毛乳头（hair papilla）。毛乳头内有血管、神经，提供毛发生长的营养，如毛乳头被破坏或退化，毛即停止生长并脱落。毛的颜色取决于毛干内角质细胞含色素量的多少。老年人头发变白是由于毛干中色素完全缺乏，且充有空气的原因。毛和毛囊斜长在皮肤内，与皮肤表面呈钝角的一侧附有斜行的平滑肌束，称立毛肌，立毛肌受交感神经支配，遇冷或感情冲动时，使毛发竖立（图 16-4）。

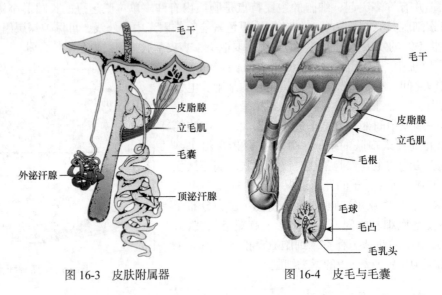

图 16-3　皮肤附属器　　　图 16-4　皮毛与毛囊

（二）皮脂腺

皮脂腺（sebaceous gland）位于立毛肌和毛囊之间，为泡状腺，分泌部由一个或几个囊状的腺泡构成，其周边部是一层较小的干细胞，它们不断增殖，部分分子细胞中形成脂滴，并向腺泡中心移动。腺泡中央的细胞较大，呈多边形，核固缩，胞质内充满许多脂滴。在近导管处，腺细胞解体，成为皮脂，经粗而短的导管排入毛囊上部或直接排到皮肤表面。皮脂具有柔润皮肤和杀菌作用。

链接　皮脂腺发育和分泌

皮脂腺发育和分泌活动受雄性激素和肾上腺皮质激素的调节，青春期分泌最活跃。当面部的皮脂腺分泌旺盛且导管阻塞时，导致炎性反应而形成痤疮。老年人因雄性激素和肾上腺皮质激素分泌较少，皮脂腺萎缩，故皮肤和毛发均干燥且失去光泽。

（三）汗腺

汗腺遍布全身皮肤，以手掌和足底为最多。汗腺为单管状腺，其分泌部位于真皮深层，盘曲成团状。腺细胞为一层淡染的锥形细胞，外方有肌上皮细胞，其收缩有助于排出分泌物。导管由两层立方形细胞围成，细胞较小，胞质弱嗜碱性，呈螺旋走行，开口于皮肤表面的汗孔。汗腺的分泌物称汗液，汗液经导管排到皮肤表面，有湿润皮肤的作用，同时，汗腺也随水排出一部分离子和含氯化合物，有助于调节体温和水盐平衡等。腋窝和会阴等处的皮肤，含有一种大汗腺。其分泌物经细菌作用后，可产生一种特殊的臭气，称狐臭。大汗腺在青春期较发达，随年龄增长而逐渐退化。

四、指（趾）甲

指（趾）甲是表皮角质层增厚而成的板状结构。它露在外面的结构，称甲体，甲体的深面为甲床；藏在皮肤深面的部分，称甲根，甲根浅面和甲体两侧的皮肤隆起，称甲皱襞。甲皱襞与甲床之间的沟，称甲沟。甲根附着处的上皮称甲母质，是甲的生长区。甲母质细胞分裂增殖，不断向指（趾）端方向移动并角化形成甲。拔除指（趾）甲后，若能保留甲母质，甲仍能再生。

自　测　题

一、名词解释

1. 竖毛肌　2. 毛母质

二、填空题

1. 表皮由两类细胞组成，它们是_____、_____。

2. 皮肤由_____和_____组成，借皮下组织与深部结缔组织相连。

3. 真皮可分为_____和_____两层。

4. 毛根外包，后者分为两层，内层是_____，外层是_____。

5. 竖毛肌受_____神经支配，收缩时使毛竖立。

三、单项选择题

1. 构成皮肤表皮的上皮为
   A. 变移上皮　　　　　B. 未角化复层扁平上皮
   C. 复层柱状上皮　　　D. 单层扁平上皮
   E. 角化复层扁平上皮

2. 厚表皮可分五层，由内向外依次为
   A. 基底层，棘层，颗粒层，透明层，角质层
   B. 基底层，颗粒层，棘层，角质层，透明层

   C. 基底层，透明层，棘层，颗粒层，角质层
   D. 角质层，透明层，颗粒层，棘层，基底层
   E. 角质层，透明层，棘层，颗粒层，基底层

3. 真皮乳头层特点之一是
   A. 纤维粗大，毛细血管少
   B. 纤维粗大，毛细血管丰富
   C. 与网织层相比，较厚
   D. 纤维细密，富于静脉丛
   E. 纤维细密，毛细血管丰富

4. 皮下注射是将药物注射在
   A. 肌肉组织内　　　　B. 皮下组织内
   C. 真皮乳头层内　　　D. 真皮网织层内
   E. 表皮和真皮之间

四、问答题

1. 皮肤由哪两部分构成？各是什么组织？皮肤附属器由什么组织形成？

2. 表皮由哪两类细胞组成？

第17章 感觉器官

一、眼

眼是人体的视觉器官，又称视器，具有感光、成像等功能，包括眼球和眼副器两部分。眼球位于眶内，近似球体，由眼球壁和眼球内容物构成。眼副器包括眼睑、结膜、泪器和眼外肌等。

（一）眼球壁

考点：眼球壁的层次结构；角膜的组织结构

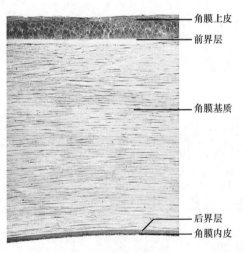

图 17-1　角膜的层次结构

眼球壁由外向内分纤维膜、血管膜和视网膜三层。

1. 纤维膜（fibrous tunic）　由致密结缔组织构成，具有保护、支持作用，分为角膜和巩膜两部分。

（1）角膜（cornea）：占纤维膜前 1/6，呈前凸圆盘状，无色透明，有屈光作用。角膜无血管和淋巴管，营养来自房水和角膜缘的血管。角膜神经末梢丰富，感觉敏锐。

角膜由前向后分角膜上皮、前界层、角膜基质、后界层和角膜内皮五层结构（图 17-1）。

1）角膜上皮（corneal epithelium）：为未角化的复层扁平上皮，基底层平坦，细胞呈矮柱状，具有增殖能力。

2）前界层（anterior limiting lamina）：由基质和胶原原纤维构成的薄层结构。

3）角膜基质（corneal stroma）：是角膜中最厚的一层，主要由多层胶原板层构成，胶原板层内含大量平行排列的胶原原纤维，相邻板层的纤维排列方向相互垂直。板层间散在分布有成纤维细胞，可以合成基质和纤维。此层受损可形成瘢痕，影响视力。

4）后界层（posterior limiting lamina）：结构与前界层相似，但较前界层薄。

5）角膜内皮（corneal endothelium）：为单层扁平上皮，参与后界层的形成与更新。

角膜无色透明的决定因素：①角膜无血管和色素；②上皮基部平坦；③基质纤维均匀、排列规则；④含水量适当。

链接 角膜移植

角膜移植就是用正常的眼角膜替换患者现有病变的角膜，使患眼复明或控制角膜病变，达到增进视力或治疗某些角膜疾患的眼科治疗方法。因为角膜本身不含血管，处于"免疫赦免"地位，使角膜移植的成功率居于其他同种异体器官移植之首。

移植材料根据其来源可分为活体捐赠与尸体捐赠。目前国内的角膜移植材料绝大多数还是来源于新鲜尸体（供体），尤其死于急性疾病或外伤者。其中以18～35岁最佳，6个月以内的婴儿与90岁以上的老年人，因其角膜功能差，不适合捐献。一般在死亡后6小时以内摘取，角膜上皮完整、基质透明、厚度不变者（无水肿）为佳，如果将新鲜角膜材料经保存液或深低温特殊处理，则可保持数天或数周后待用。

（2）巩膜（sclera）：占纤维膜后 5/6，瓷白色，坚韧（图 17-2）。前部外表面有球结膜覆盖，在与角膜移行处深部有一环行血管，称巩膜静脉窦（scleral venous sinus），是房水回流的部位。

2. 血管膜（vascular tunic） 由疏松结缔组织构成，富含血管和色素细胞，具有营养和遮光作用。从前向后分为虹膜、睫状体和脉络膜三部分。

（1）虹膜（iris）：位于角膜和晶状体之间，呈圆盘状，其颜色有种族和个体差异，国人多为棕色。虹膜周缘与睫状体相连，中央有一圆孔称瞳孔，具有调节光线作用。虹膜内有两种平滑肌，一种环绕瞳孔排列，称瞳孔括约肌，收缩时瞳孔缩小；另一种呈放射状排列，称瞳孔开大肌，收缩时瞳孔开大。

（2）睫状体（ciliary body）：位于角膜和巩膜移行处内面，呈环形增厚。睫状体前内侧伸出呈放射状排列的睫状突，其上有睫状小带与晶状体相连。

睫状体由上皮、睫状肌和基质构成。睫状体上皮有分泌房水的作用。睫状肌为平滑肌，收缩时可使睫状小带松弛，晶状体因自身弹性变凸，调节视力。如果长时间看近物，睫状体将持续收缩，导致用眼疲劳，甚至近视。

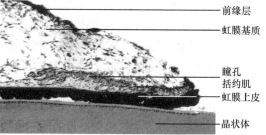

图 17-2　眼球壁层次结构

考点：血管膜的结构

（3）脉络膜（choroid）：占血管膜后 2/3，衬于巩膜内面，内贴视网膜，内含丰富血管及色素细胞，对视网膜有营养和遮光的作用。

3. 视网膜（retina） 位于血管膜内面，可分为视部和盲部两部分。盲部贴于虹膜和睫状体内面，无感光作用。视部位于脉络膜内面，具有感光作用。

视网膜视部分内、外两层，外层为色素上皮层，内层为神经层，两层间连接疏松，视网膜脱离常发生于此（图 17-3）。

考点：视网膜的组织结构

（1）色素上皮层（pigment epithe-lium）：单层立方上皮，细胞顶部有突起伸入视细胞间，细胞内含有大量的色素颗粒，可吸收光线，使视细胞免受强光损害。此外，色素上皮还有储存维生素 A 的作用。

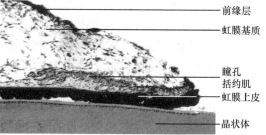

图 17-3　视网膜层次结构

（2）神经层：由外向内依次可分为视细胞层、双极细胞层和节细胞层三层。

1）视细胞层：由视细胞（visual cell）构成。视细胞是接受光线刺激的感受器，又称感光细胞，可分为视锥细胞（cone cell）和视杆细胞（rod cell）两种。

视锥细胞主要分布于视网膜中部，胞体向外侧伸出圆锥形的突起，内含感光物质视色素，它主要感受强光，有辨色能力。人具有三种视锥细胞，分别含有对红、蓝和绿三种光敏感的视色素。如果缺乏相应视锥细胞可导致色觉障碍，称色盲。临床以红绿色盲多见，蓝色盲极少。

视杆细胞主要分布于视网膜周围部，胞体向外侧伸出细长的杆状突起，内含感光物质视紫红质，它主要感受弱光，不能辨色。维生素 A 缺乏，可引起视紫红质不足，导致夜盲症。

2）双极细胞层：由双极细胞（bipolar cell）构成，为双极神经元，是连接视细胞和节细胞的中间神经元。

3）节细胞层：由节细胞（ganglion cell）构成，为多极神经元，树突与双极细胞联系，轴突向眼球后极汇集并穿出眼后壁，组成视神经。节细胞轴突穿出处形成的盘状结构，称视神经盘（optic disc）。此处无视细胞，无感光能力，为生理盲点。此处也是视网膜中央血管进出眼球的部位。在视神经盘的颞侧约 3.5mm 处有一黄色区域称黄斑（macula lutea），其中央凹陷称中央凹（central fovea）。此处只有视锥细胞，与双极细胞、节细胞为一对一联系，是视力最精确而敏锐部位。

（二）眼球内容物

眼球内容物包括房水、晶状体和玻璃体。它们均无血管分布，无色透明，构成了眼的屈光系统。

1. 房水（aqueous humor） 充盈于眼房内，为无色透明的液体。眼房是角膜与晶状体间的间隙，被虹膜分为前房和后房，两者借瞳孔相通。房水由睫状体上皮产生，由后房经瞳孔流至前房，经虹膜与角

考点： 房水
的产生及循
环途径

膜相交所成的虹膜角膜角渗入巩膜静脉窦回流。房水除有屈光作用外，还有营养角膜、晶状体及维持眼压的作用。当房水产生过多或循环障碍时，可引起眼内高压，导致青光眼。

考点： 眼屈
光系统的组
成与功能

2. **晶状体**（lens）　位于虹膜与玻璃体之间，呈双凸透镜状，无色透明，具有弹性。周缘借睫状小带与睫状体相连，睫状肌的舒缩可改变晶状体的曲度，进而调节其屈光能力。晶状体的营养来自房水，病变和代谢障碍等可使晶状体混浊，形成白内障。

3. **玻璃体**（vitreous body）　填充于晶状体和视网膜间，为无色透明胶状物，其中水分占99%，其余为透明质酸、胶原原纤维等。玻璃体除有屈光作用外，对视网膜还有支撑的作用。

> **链接** 视网膜脱离
>
> 　　视网膜脱离实际上是视网膜的视细胞层与视网膜的色素上皮层之间的分离，并非视网膜与脉络膜分离。色素上皮层与视细胞层结合疏松，故在一些致病因素的作用后，色素上皮层与视细胞层分离，形成视网膜脱离。视网膜不能紧贴眼球壁内面，光线不能正常的落在视网膜上。感光细胞不能感受光的刺激而把信号传向脑，造成视觉障碍。
>
> 　　当光波通过角膜、房水、晶状体、玻璃体一系列折光装置，成像于视网膜上后。视细胞接受光的刺激，将光能转变为神经冲动，经双极细胞和节细胞的传递，最后由视神经传到大脑皮质，产生视觉。

（三）眼睑

考点： 眼睑
的组织结构

眼睑（eyelid）覆盖于眼前方，有保护作用。由外向内有五层。

1. **皮肤**　薄而柔软，睑缘处生有睫毛，睫毛根部有小的皮脂腺（Zeis腺）和汗腺（Moll腺）开口。如用眼不卫生致局部发生炎症肿胀，称睑腺炎。

2. **皮下组织**　疏松结缔组织，易发生水肿。许多疾病引起的水肿，首先表现于眼睑。

3. **肌层**　主要为眼轮匝肌和提上睑肌，二者均为骨骼肌，前者收缩可闭合睑裂，后者收缩可提升上睑，开大眼裂。在提上睑肌和睑板之间另有少量平滑肌，受交感神经支配，协助提升上睑，若该神经受损，可致上睑下垂。

4. **睑板**　半月形，由致密结缔组织构成。睑板内有皮脂腺称睑板腺（tarsal gland），导管垂直开口于睑缘，分泌物有保护角膜，滑润睑缘的作用。如睑板腺导管受阻，可形成睑板腺囊肿。

5. **睑结膜**　衬于眼睑内面的薄层透明黏膜，上皮为复层柱状上皮，固有层为薄层结缔组织。睑结膜富有血管和神经末梢，与球结膜在结膜穹隆处互相移行。沙眼衣原体感染可使睑结膜增生形成粗糙不平的外观，形似沙粒，称沙眼，是一种慢性传染性结膜炎。

> **链接** 单睑与重睑术
>
> 　　单睑是指上眼睑眉弓下缘到睑缘间皮肤平滑，当睁眼时，无皱襞形成，俗称单眼皮。重睑则是指上睑皮肤在睑缘上方有一浅沟，当睁眼时此沟以下的皮肤上移，而此沟上方皮肤则松弛，在重睑沟处悬垂向下折叠成一横行皮肤皱襞，称重睑，俗称双眼皮。
>
> 　　重睑术也称双眼皮成型术，是整形美容外科最常见的手术之一。手术方法一般分为切开法和埋线法两大类。基本原理是使眼睑皮肤与提上睑肌腱膜建立起联系，使睁眼时上睑皮肤能凹陷形成重睑沟。

二、耳

案例17-2

　　患者，女，33岁。反复发作的突发性眩晕，伴右耳耳鸣。发作时自觉天旋地转并有漂浮感，伴有恶心呕吐、面色苍白、出冷汗等症状，几分钟后可自然缓解，间歇期数周或数月不定。自觉右耳听力下降，耳内常有低调嗡嗡声。听力检查：右耳感音神经性耳聋。初步诊断：梅尼埃病。

　　问题：1. 患者病变部位在哪里？
　　　　　2. 损伤了什么结构？

考点： 位觉
和听觉感受
器的结构、
功能

　　耳是位觉和听觉器官，也称前庭蜗器，包括外耳，中耳和内耳三部分。

　　内耳位于颞骨岩部内，由一系列结构复杂的管道组成，故又称迷路，包括骨迷路（osseous labyrinth）和膜迷路（membranous labyrinth）。骨迷路为骨性隧道，膜迷路为套在骨迷路内的膜性隧道，二者之间充满外淋巴，膜迷路内充满内淋巴。内、外淋巴有营养和传递声波的作用。膜迷路由膜半规管、椭圆囊、球囊和蜗管组成。膜迷路管壁的某些部位黏膜增厚，上皮特化形成位觉感受器和听觉感受器，包括壶腹嵴、椭圆囊斑、球囊斑和螺旋器等。

（一）壶腹嵴

壶腹嵴（crista ampullaris）位于膜半规管的壶腹内（图 17-4），为局部黏膜增厚突入管腔形成的嵴状隆起，属位觉感受器，可感受旋转变速运动。上皮由呈高柱状的支持细胞和呈烧瓶状的毛细胞构成。支持细胞分泌的糖蛋白形成圆锥状的胶质称壶腹帽，覆盖于毛细胞和支持细胞的表面。毛细胞顶部有纤毛伸入壶腹帽中，基底部有前庭神经的末梢分布。当头部做旋转运动时，将导致膜半规管内的内淋巴流动，使壶腹帽倾斜，刺激毛细胞产生神经冲动，信息经前庭神经传入脑，使人感知当前所处位置的变化。

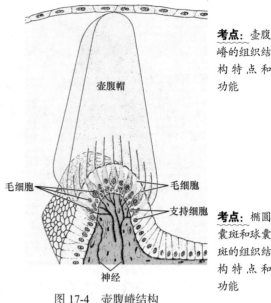

图 17-4　壶腹嵴结构

（二）椭圆囊斑和球囊斑

椭圆囊斑（macula utriculi）和球囊斑（macula sacculi）分别位于椭圆囊和球囊内，为局部黏膜增厚形成的斑状隆起，二斑相互垂直，属位觉感受器，可感受直线变速运动。椭圆囊斑和球囊斑的结构与壶腹嵴相似，也由支持细胞和毛细胞构成。支持细胞分泌的糖蛋白形成斑状的位砂膜，位砂膜表面含极小的碳酸钙结晶称位砂（图 17-5）。毛细胞的顶部有纤毛插入位砂膜，基底部有前庭神经的末梢分布。不管头部处于静止状态或做直线运动，位砂都会由于重力作用刺激毛细胞产生神经冲动，信息经前庭神经传入脑，使人感知头部静止时的位置觉和直线变速运动的刺激。

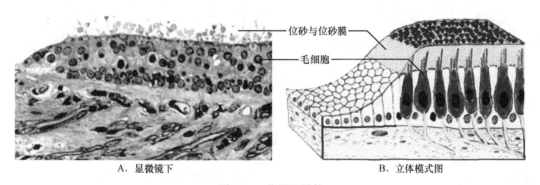

A. 显微镜下　　B. 立体模式图

图 17-5　位觉斑结构

（三）螺旋器

螺旋器（spiral organ）又称柯蒂器（organ of corti），位于蜗管的基底膜上（图 17-6），呈螺旋形走行，属听觉感受器，可感受声波刺激。螺旋器由支持细胞和毛细胞构成，其上覆盖的胶质状盖膜，盖膜

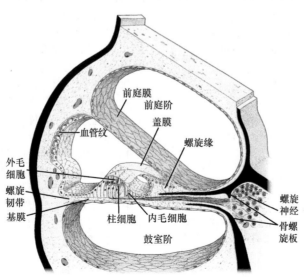

图 17-6　耳蜗、膜蜗管与螺旋器横断面

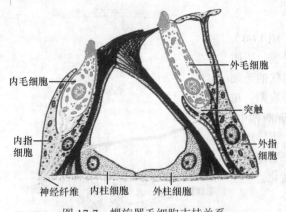

图 17-7　螺旋器毛细胞支持关系

一端连骨螺旋板，另一端游离。支持细胞按形态可分为柱细胞和指细胞。柱细胞呈基部较宽的高柱状，按部位排成内柱细胞和外柱细胞两行，其间夹一条三角形的隧道。指细胞呈杯状，排在内柱细胞内侧的指细胞有 1 列，称内指细胞；排在外柱细胞外侧的指细胞有 3～4 列，称外指细胞（图 17-7）。毛细胞位于指细胞顶部的凹陷内，柱状，其游离面有纤毛称听毛，一些听毛插入其上覆盖的盖膜中，基底部有耳蜗神经的末梢分布。

在基底膜中有许多从蜗轴向外呈放射状排列的胶原样细丝，称听弦。人的听弦约有 2000 根，长度自蜗底至蜗顶逐渐递增，可对不同频率的声波产生共振。当蜗底受损时可导致对高音感受障碍，而蜗顶则正相反。

当声波经外耳，中耳传到内耳，引起外淋巴的振动，从而振动前庭膜和蜗管的内淋巴，进而引起基底膜共振，基底膜与盖膜间发生位移，听毛弯曲变形，使毛细胞兴奋，引起神经冲动，信息经蜗神经传入大脑产生听觉。例如螺旋器损伤可造成神经性耳聋，这种耳聋常是不可逆的。

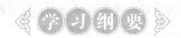

1. 掌握眼球壁的结构特点。
2. 掌握角膜和视网膜的组织结构特点。
3. 掌握眼球内容的结构特点。
4. 掌握房水的产生及循环途径。
5. 掌握位置觉和听觉感受器的组织结构特点。

自 测 题

一、名词解释
1. 黄斑　2. 壶腹嵴　3. 位觉斑　4. 螺旋器

二、填空题
1. 角膜上皮为_____。
2. 巩膜静脉窦和小梁网是_____的排出通道。
3. 瞳孔括约肌收缩可使瞳孔_____。
4. 若睫状肌痉挛永不消除，可引起_____。
5. 视杆细胞可感受_____。
6. 若维生素 A 不足，视紫红质缺乏时，可导致_____。
7. 若缺少某种视锥细胞，可导致_____。
8. 视网膜视力最精确敏锐的部位是_____。
9. 视网膜的生理性盲点是_____。
10. 若晶状体发生混浊，可导致_____。
11. 能感受身体或头部旋转运动刺激的感受器是_____。
12. 听觉感受器是_____。

三、单项选择题
1. 关于角膜的描述，错误的是
   A. 角膜上皮为未角化复层扁平上皮
   B. 角膜基质含有胶原原纤维、成纤维细胞和基质
   C. 角膜上皮基底细胞具有增殖能力
   D. 角膜基质富含毛细血管
   E. 角膜上皮富含游离神经末梢
2. 看近物时，晶状体曲度增大是由于

A. 睫状肌收缩，睫状小带紧张
B. 睫状肌收缩，睫状小带松弛
C. 睫状肌舒张，睫状小带紧张
D. 睫状肌舒张，睫状小带松弛
E. 以上都不对

3. 视网膜能感受弱光的细胞是
   A. 视杆细胞　　　　　B. 视锥细胞
   C. 节细胞　　　　　　D. 双极细胞
   E. 色素上皮细胞

4. 关于视锥细胞的描述，错误的是
   A. 外突呈圆锥形，分外节和内节
   B. 外节有膜盘，为感光部
   C. 膜盘上的感光物质为视紫红质
   D. 感受强光和色觉
   E. 缺少某种视锥细胞可导致色盲

5. 关于视杆细胞的描述，错误的是
   A. 外突呈杆状，分外节和内节
   B. 外节的膜盘与胞膜分离并可脱落
   C. 膜盘上的感光物质为视紫红质
   D. 感受弱光
   E. 内节可合成维生素 A

6. 视网膜视觉最精确敏锐的部位是
   A. 视网膜虹膜部　　　　B. 视网膜睫状体部

C. 视盘　　　　　　　　D. 黄斑

E. 中央凹

7. 夜盲是由于

A. 维生素 B 不足，缺乏视紫红质

B. 维生素 B 不足，缺乏视色素

C. 维生素 A 不足，缺乏视紫红质

D. 维生素 A 不足，缺乏视色素

E. 维生素 A 不足，缺乏视杆细胞

8. 黄斑中央凹处仅有

A. 视杆细胞　　　　　　B. 视锥细胞

C. 双极细胞　　　　　　D. 节细胞

E. 视神经

9. 关于视神经盘的描述，错误的是

A. 为圆盘状，又称视盘

B. 仅有视锥细胞

C. 有神经通过

D. 有血管通过

E. 无视杆神经

10. 与屈光无关的结构是

A. 角膜　　　　　　　　B. 房水

C. 虹膜　　　　　　　　D. 晶状体

E. 玻璃体

11. 白内障形成的原因是

A. 房水混浊　　　　　　B. 晶状体混浊

C. 玻璃体混浊　　　　　D. 角膜混浊

E. 视网膜混浊

12. 青光眼形成的原因是

A. 角膜混浊　　　　　　B. 房水混浊

C. 眼压增高　　　　　　D. 晶状体弹性减弱

E. 玻璃体混浊

13. 感受身体或头部旋转变速运动刺激的感受器是

A. 壶腹嵴　　　　　　　B. 椭圆囊斑

C. 球囊斑　　　　　　　D. 螺旋器

E. 位觉斑

14. 听觉感受器是

A. 壶腹嵴　　　　　　　B. 椭圆囊斑

C. 球囊斑　　　　　　　D. 螺旋器

E. 位觉斑

四、问答题

1. 试述光波在眼球内的传导途径。

2. 试述声波在耳内的传导途径。

第18章 内分泌系统

链接 内分泌学的研究进程

    我国对内分泌学的研究经历了三个阶段。腺体内分泌学研究：主要研究内分泌器官的结构和其分泌激素的主要功能；组织内分泌学研究：主要通过激素的放射性核素标记、免疫荧光显微技术、冷冻割断或蚀刻复型法等多种试验方法研究激素的提纯、抗体的制备、对微量元素的精确测定及激素对恶性肿瘤的影响；分子内分泌学研究：研究深入到分子水平，国内应用基因重组激素合成人胰岛素、生长激素等，广泛应用于临床，造福人类。

一、概　　述

    内分泌系统是机体的调节系统，与神经系统密切联系、相互配合，共同维持人体内环境的相对稳定，调节机体的生长发育和各种代谢活动，并控制生殖，影响行为。

（一）内分泌系统的组成

    内分泌系统在体内有三种不同的存在形式。①肉眼可见，独立存在的内分泌器官：如甲状腺、甲状旁腺、肾上腺、脑垂体、松果体等，又称内分泌腺。②成群分布于其他器官内的内分泌细胞群：如胰腺中胰岛、睾丸中的间质细胞，卵巢中的黄体和门细胞等，又称为内分泌组织。③散在分布于其他组织器官中的内分泌细胞：APUD系统的细胞，主要分布在消化道、呼吸道、泌尿生殖管道和中枢神经系统等处。

    内分泌腺的组织结构特点：①腺细胞通常排列呈索状、团状或囊泡状；②无排送分泌物的导管，又称无管腺；③腺组织含有丰富的毛细血管和毛细淋巴管。

（二）激素

    内分泌细胞合成和分泌的高效能的生物活性物质称激素（hormone）。大多数内分泌细胞分泌的激素直接进入血液循环，作用于远距离的特定的效应细胞。少部分内分泌细胞的激素可直接作用于邻近细胞，称旁分泌（paracrine）；还有的内分泌细胞的激素作用于细胞本身，称自分泌（autocrine）。每种激素作用的特定器官或特定细胞，称为这种激素的靶器官（target organ）或靶细胞（target cell）。靶细胞上具有与相应激素相结合的特异性受体，激素与受体结合后产生效应。

链接 激素在机体内如何保持动态平衡

    绝大多数内分泌细胞分泌的激素浓度在人体内保持着相对稳定的状态，这是因为：①神经调节的结果。大多数激素的合成、释放，直接或间接地受神经系统的调控，有两种方式：一是在中枢神经系统通过传出神经直接支配内分泌腺体管其分泌；二是通过其他的腺体间接地进行调节。②体液性反馈调节。内分泌腺体通过分泌激素调节靶细胞，而靶细胞通过其功能活动所产生相应的生理效应，反过来影响内分泌腺体分泌。③血液中某些物质浓度的调节。例如血糖浓度升高，刺激胰岛分泌胰岛素，调节血糖水平，使血糖浓度相对稳定。

    激素按化学性质分为含氮激素和类固醇激素两大类。根据分泌激素种类不同腺细胞，其分布与结构也不同（表18-1）。

表18-1　两类内分泌细胞比较

细胞	起源	细胞结构特点	分布
分泌含氮激素细胞	内胚层或外胚层	粗面内质网较多，高尔基复合体发达，分泌颗粒有膜包裹	甲状腺、甲状旁腺、脑垂体、肾上腺髓质细胞
分泌类固醇激素细胞	中胚层	滑面内质网丰富，线粒体嵴呈管状含较多的脂肪滴	肾上腺皮质细胞、睾丸间质细胞、黄体细胞

考点： 内分泌系统的组成及内分泌腺的组织结构特点

二、甲　状　腺

案例18-1

    患者，女，38岁。心悸多汗、手抖1个月余来院就诊。询问病史，近3个月食量较前明显增加，体重下降

4kg，自觉双眼突出，酸胀，偶有畏光、流泪。饮水量明显增多，尿量增多但无尿频、尿急及尿痛，大便次数增多。查体：神清，瞬目减少，睑裂增宽，眼球突出，甲状腺Ⅲ度弥漫性肿大，双侧闻及血管杂音，心率 92 次 / 分，律不齐，有早搏。实验室检查：T₃ 300ng/dl，T₄ 24µg/dl，TSH 0.001U，WBC 5.0×10⁹/L。初步诊断：弥漫性甲状腺肿伴甲状腺功能亢进。

　　问题： 1. 甲状腺的位置及功能。
　　　　　　2. 甲状腺肿大可能会影响到颈部的哪些器官？
　　　　　　3. 何谓甲状腺功能亢进？
　　　　　　4. 甲状腺功能亢进微细结构有何变化？
　　　　　　5. 甲亢会引起心脏病吗？为什么？
　　　　　　6. 甲亢为何会出现"三多一少"？尿量增多而又非肾病？

　　甲状腺（thyroid gland）分左、右两叶，中央以峡部相连，呈"H"形。表面有薄层致密结缔组织被膜包裹。结缔组织深入腺实质，将其分成许多大小不等、分界不明显的小叶。每个小叶内含有 20～40 个甲状腺滤泡（thyroid follicle）。滤泡大小不等，呈圆形、椭圆形或不规则形。滤泡构成甲状腺的实质，滤泡间的结缔组织、血管、神经和淋巴管构成甲状腺间质。在滤泡壁及滤泡之间的结缔组织内含有另一种重要细胞，称滤泡旁细胞（图 18-1）。

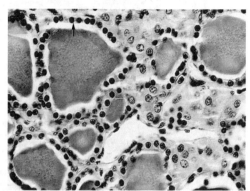

图 18-1　甲状腺

考点： 甲状腺、甲状旁腺的组织结构及分泌激素

（一）滤泡上皮细胞

　　滤泡上皮细胞（follicular epithelial cell）是组成滤泡壁的主要细胞，为单层立方上皮细胞，核圆形，位于细胞中央，滤泡腔内充满透明的胶质。随功能状态不同细胞形态有差异，功能活跃时，细胞增高呈柱状；反之，细胞变低，甚至呈扁平状（图 18-1）。

　　电镜下，滤泡上皮基底面有完整的基膜，上皮细胞胞质内有发达的粗面内质网、较多的线粒体和溶酶体。甲状腺滤泡上皮细胞合成和分泌甲状腺激素（thyroxine）。

案例 18-1 提示

　　1. 见《人体解剖与组织胚胎学（上册）》及本节。

　　2. 甲状腺后方有喉及器官，两侧有颈部大血管和神经。

　　3. 由于甲状腺本身或甲状腺以外的多种原因引起的甲状腺激素增多，进入血液循环中，作用于全身组织器官，造成机体的神经、循环、消化等多系统的兴奋性增高、各种代谢亢进为主要表现的临床综合征。

　　4. 甲状腺滤泡增生，大小不一，以小型为主。滤泡上皮细胞由立方形变为柱状，滤泡腔内胶质少而稀薄，靠近上皮细胞处的胶质内出现大小不等的空泡，间质中血管丰富，充血明显。

　　5. 甲亢会导致心脏病。因为超量的甲状腺激素作用于心脏，使心脏代谢加速，心肌缺氧和营养缺乏，心脏变性肥大。

　　6. 本病尿量增多，但无尿频、尿急、尿痛等症状。

（二）滤泡旁细胞

　　滤泡旁细胞（parafollicular cell）位于滤泡上皮细胞之间和甲状腺滤泡之间。数量较少，单个或成群存在。在 HE 染色切片上，细胞较大，胞质着色很浅，又称亮细胞。滤泡旁细胞分泌降钙素（calcitonin，TH）是一种多肽，可促进成骨细胞的活动，使骨盐沉积于类骨质，减少破骨细胞的数量，抑制其活动，并抑制胃肠道和肾小管吸收 Ca²⁺，使血钙浓度降低。降钙素的分泌受血钙浓度的调节，当血钙浓度升高时，其分泌增多；反之，则减少。

三、甲状旁腺

　　甲状旁腺（parathyroid gland）有上、下两对，为扁椭圆形的小体，位于甲状腺两侧叶的后面或埋入甲状腺实质内。实质内腺细胞分为主细胞和嗜酸性细胞两种，排列呈索团状，其间有丰富的有孔毛细血管。

　　主细胞（chief cell）数量最多，呈多边形，核圆，居中，HE 染色胞质着色浅。能合成和分泌甲状旁素（parathyroid hormone，PTH），甲状旁腺素的功能主要是加强破骨细胞的活动，使骨盐溶解，并促进肠和肾小管吸收钙，从而使血钙升高。甲状旁腺素和降钙素的共同调节下，机体维持血钙的相对稳定。

嗜酸性细胞从青春期开始，甲状旁腺内出现嗜酸性细胞，并随年龄增长而增多。单个或成群存在于主细胞之间，比主细胞大，核小，染色深，胞质内含有密集的强嗜酸性颗粒。功能尚不明确。

四、肾　上　腺

肾上腺位于左、右肾上端，表面包以结缔组织被膜，被膜结缔组织随血管和神经伸入腺实质，分布在实质细胞团、索之间构成间质。肾上腺实质由周围的皮质和中央髓质两部分构成。

（一）肾上腺皮质

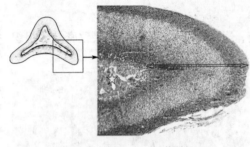

考点：肾上腺皮质的分部及功能

图 18-2　肾上腺（低倍镜下）

皮质占肾上腺的 80%～90%。根据皮质细胞的形态和排列特征，可将皮质由浅入深分三个带，即球状带、束状带和网状带（图 18-2、图 18-3）。

1. 球状带（zona glomerulosa）较薄，位于皮质浅层，约占 15%。细胞聚集成许多球状、团状或半环状。细胞较小，呈矮柱状或锥形，核小，染色深，胞质较少，含少量脂滴。

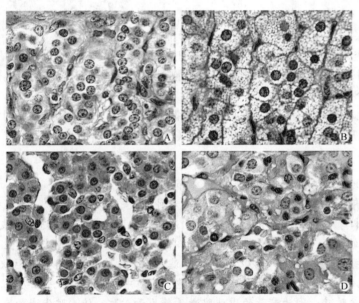

图 18-3　肾上腺皮质（高倍镜下）

球状带细胞分泌盐皮质激素（mineralocorticoid），主要是醛固酮（aldosterone），能促进肾远曲小管和集合管重吸收 Na^+ 及排出 K^+，同时刺激胃黏膜吸收 Na^+，使血 Na^+ 浓度升高，血 K^+ 浓度降低。因此，对维持体内电解质和体液的动态平衡起着重要的作用。

2. 束状带（zona fasciculata）最厚，位于皮质中层，占 78%。细胞排列成单行或双行细胞索。细胞提及较大，呈多边形，胞核圆形，较大，着色浅，胞质内含大量脂滴，在常规切片中，因脂滴被溶解，故胞质染色浅而显空泡状。

束状带细胞分泌糖皮质激素（glucocorticoid），主要为皮质醇（cortisol），如氢化可的松等。能调节糖、脂类和蛋白质的代谢，还能抑制炎症、延缓伤口愈合，抑制免疫排斥等作用。

链接 糖皮质激素的应用

糖皮质激素已被临床广泛应用。药理作用有以下几种。①抗炎作用：能对各种原因引起的炎症都有强大的非特异性抑制作用；②免疫抑制作用：能缓解过敏反应，抑制自身免疫反应，对抗非特异性反应；③抗休克：能加强心肌收缩力，使心排血量增多；④血液及造血系统：能刺激骨髓造血功能；⑤中枢神经系统：能提高神经系统兴奋性；⑥消化系统：能促进胃酸及胃蛋白酶分泌。临床应用：①替代疗法，急、慢性肾上腺皮质功能减退症等；②严重感染或炎症；③自身免疫性疾病及过敏性疾病；④抗休克治疗；⑤血液病；⑥局部应用，接触性皮炎、湿疹等。
不良反应：长期大剂量使用可引起：①类肾上腺皮质功能亢进综合征；②诱发或加重感染；③诱发或加重消化性溃疡的发生；④高血压和动脉粥样硬化；⑤骨质疏松、肌肉萎缩、伤口愈合延迟等；⑥精神失常。

3. 网状带（zona reticularis） 位于皮质最内层，约占7%。细胞排列成索状，交错成网。细胞较小，核小，着色深，胞质呈弱嗜酸性，内含较多脂褐素和少量脂滴。

网状带细胞主要分泌雄激素（如去氢异雄酮）及少量的雌激素（如孕酮、雌二醇）。

（二）肾上腺髓质

髓质位于肾上腺中央，占肾上腺的10%～20%，主要由髓质细胞、血窦和少量的结缔组织构成。髓质细胞呈多边形，核圆，居中，用铬盐固定液固定后，胞质内可见染色棕黄色颗粒，故又称嗜铬细胞（图18-2）。

电镜下，根据胞质内分泌颗粒所含物质的差别嗜铬细胞分为两种，一种为肾上腺素细胞，占髓质细胞的80%，分泌肾上腺素（epinephrine，E）；另一种为去甲肾上腺素细胞，分泌去甲肾上腺素（norepinephrine，NE）。肾上腺素和去甲肾上腺素属于儿茶酚胺类化合物。肾上腺素使心率加快，心肌收缩力加强，心排血量增加，心脏和骨骼肌的血管扩张。去甲肾上腺素主要使周围血管收缩，血压增高，使心、脑和骨骼肌内的血流加速。所以临床上常用肾上腺素为强心药，去甲肾上腺素为缩血管升压药。

五、垂 体

垂体（hypophysis）位于颅骨蝶鞍垂体窝内，通过垂体柄与下丘脑相连。为豌豆大小的椭圆形小体，重约0.5g。垂体由腺垂体和神经垂体两部分组成，表面包以结缔组织被膜（图18-4、图18-5）。

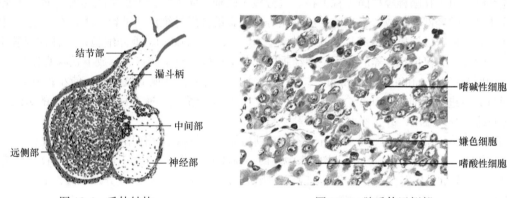

图 18-4 垂体结构   图 18-5 腺垂体远侧部

（一）腺垂体

腺垂体（adenohypophysis）是垂体的主要部分，约占垂体的75%，由三部分组成。

1. 远侧部 细胞排列成团状或索状，在 HE 染色切片上，按细胞的染色性可分为嗜酸性细胞、嗜碱性细胞和嫌色细胞三类（图18-6）。

（1）嗜酸性细胞：数量较多，约占远侧部细胞的40%。胞体较大，圆形或椭圆形，胞质中充满粗大的嗜酸性颗粒，核圆位于中央，主要分布于腺垂体的周边部分，根据其分泌的激素不同，分为两种细胞。

1）生长激素细胞：数量多，分泌生长激素（growth hormone，GH），能促进个体生长发育，特别是骨骼和肌肉的生长；促进蛋白质的合成，促进脂肪分解和抑制糖代谢。尤其是刺激骺软骨生长，使骨增长。在未成年时期，该激素分泌不足，可出现生长停滞，身材矮小，但智力正常，称垂体性侏儒症；分泌过多则可致巨人症。成人生长激素分泌过多可致肢端肥大症。

2）催乳激素细胞：分泌催乳激素（prolactin，PRL），促进乳腺发育及乳汁分泌。男、女垂体均有

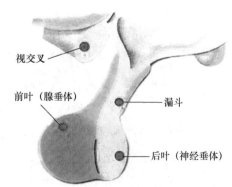

图 18-6 腺垂体远侧部、神经垂体

考点： 腺垂体各细胞分泌的激素有何功能

此种细胞，女性较多，尤其在妊娠晚期及哺乳期，此种细胞增多增大。

（2）嗜碱性细胞：数量较少，胞体呈椭圆形或多边形，胞质嗜碱性，分三种细胞。

1）促甲状腺激素细胞：分泌促甲状腺激素（thyroid stimulating hormone，TSH），促进甲状腺激素的合成和释放。

2）促肾上腺皮质激素细胞：分泌促肾上腺皮质激素（adrenocorticotropic hormone，ACTH），主要促进肾上腺皮质束状带细胞分泌糖皮质激素。

3）促性腺激素细胞：细胞较大，多为圆形，胞质内可见圆形颗粒。可分泌卵泡刺激素（follicle stimulating hormone，FSH）和黄体生成素（luteinizing hormone，LH）。FSH 在女性促进卵泡发育和卵子成熟，在男性刺激精曲小管上皮发育和精子的发生。LH 在女性促进排卵和黄体形成，在男性刺激睾丸间质细胞分泌雄激素，故又称间质细胞刺激素。

（3）嫌色细胞：数量多，细胞体积小，胞质少，染色浅，细胞界限不清。电镜下，嫌色细胞内含有细小的分泌颗粒，因此认为这些细胞可能是脱颗粒的嗜酸性和嗜碱性细胞，或处于形成嗜色细胞的初级阶段。

2. 中间部　为远侧部和神经部之间的狭窄部分，人类中间部不发达，主要由嗜碱性细胞、嫌色细胞和一些大小不等的滤泡组成。嗜碱性细胞分泌黑色素细胞刺激素（melanocyte stimulating hormone，MSH），能促进黑色素的合成和扩散，使皮肤颜色变深。

3. 结节部　包围着神经垂体的漏斗，前面较厚，后面较薄或缺如，血管丰富。细胞较小，排列成索状。主要是嫌色细胞，具体功能不详。

（二）神经垂体

神经垂体（neurohypophysis）属于神经组织。由大量无髓神经纤维、垂体细胞和丰富的血窦构成。无髓神经纤维是由下丘脑神经核团（视上核、室旁核）的轴突向下汇合于正中隆起内，形成下丘脑垂体束，经漏斗进入神经部而形成。下丘脑神经核团分泌激素沿神经纤维流向神经垂体，在沿途不同的部位聚集成团，在 HE 染成均质的嗜酸性团块，称赫林体（Herring body）。垂体细胞是一种神经胶质细胞，对神经纤维起支持、保护和营养的作用。神经垂体无分泌功能，只是储存、释放下丘脑所分泌的激素。

1. 抗利尿激素（antidiuretic hormone，ADH）　主要是由下丘脑视上核分泌，使小动脉和毛细血管收缩，同时又促进肾远曲小管和集合管对水的重吸收，使尿液浓缩，减少尿量。大剂量的 ADH 可使全身小动脉收缩，升高血压，故又称血管升压素（AVP）。

2. 缩宫素（oxytocin）　主要是由下丘脑室旁核所分泌。对妊娠子宫作用强。能引起子宫平滑肌收缩，有助于孕妇分娩，还能促进乳腺分泌。在临床中使用药理剂量的缩宫素，可引起子宫强烈收缩，减少产后出血。缩宫素的释放是反射性调节，当哺乳时婴儿吸吮刺激乳头时，及临产或分娩子宫、子宫颈、阴道受牵拉刺激时，均可反射性地引起缩宫素释放。

（三）下丘脑与垂体的联系

下丘脑与垂体在结构和功能上均有密切的联系。

1. 垂体门脉系统　腺垂体主要由大脑基底动脉环发出的垂体上动脉供应血液。垂体上动脉在漏斗处分支并吻合形成窦状毛细血管网，即初级毛细血管网，然后汇集成数条垂体门微静脉，沿漏斗柄下行至远侧部，再度分支吻合，形成次级毛细血管网。垂体门脉系统由初级毛细血管、垂体门微静脉和次级毛细血管构成（图 18-7）。

2. 下丘脑与腺垂体的联系　下丘脑的弓状核等具有内分泌功能的神经内分泌细胞的轴突伸至神经垂体漏斗，构成下丘脑腺垂体束。神经轴突末端释放细胞合成的多种激素进入漏斗处的第一次毛细血管网。继而经垂体门微静脉到达腺垂体的次级毛细血管，调节远侧部各种腺细胞的活动。

3. 下丘脑对腺垂体的调节　下丘脑弓状核等

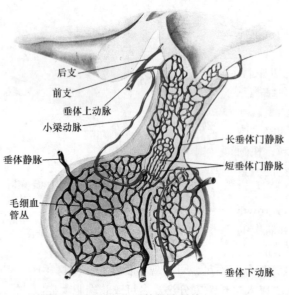

后支
前支
垂体上动脉
小梁动脉
垂体静脉
毛细血管丛
长垂体门静脉
短垂体门静脉
垂体下动脉

图 18-7　垂体门脉系统

分泌两类激素。一类是促进腺垂体细胞分泌激素，称释放激素（RH），如生长素释放激素（GHRH）、促甲状腺激素释放激素（TRH）、促肾上腺皮质激素释放激素（CRH）；另一类是抑制腺垂体细胞分泌的激素，称为释放抑制激素（RIH）。如生长激素释放抑制激素（GNRH）、催乳激素释放抑制激素（PIH）。

六、松　果　体

松果体呈扁圆锥形，以细柄连于第三脑室顶的后部。软膜包于松果体表面，由结缔组织组成，随血管伸入腺实质，将实质分为许多小叶。松果体由松果体细胞、神经胶质细胞、无髓神经纤维组成。

松果体细胞分泌的激素主要有褪黑素（melat-onin，MT）和肽类激素。MT 对哺乳动物最明显的作用是抑制下丘脑－腺垂体－性腺轴和下丘脑－腺垂体－甲状腺轴的活动。切除幼年动物的松果体，出现性早熟。松果体分泌 MT 参与调节机体的昼夜生物节律、睡眠、情绪、性成熟等生理活动。近年来的研究表明，MT 的分泌呈现明显的昼夜节律变化，白天分泌减少，黑夜分泌增加。在人和哺乳动物，生理剂量的 MT 具有促进睡眠的作用，而 MT 的昼夜分泌节律与睡眠的昼夜时相完全一致。因此认为，MT 是睡眠的促发因子并参与昼夜睡眠节律的调控。

儿童时期的松果体比较发达，一般自 7 岁以后，腺组织逐渐萎缩，结缔组织逐渐增生。在成年人的松果体内常见脑砂，是松果体细胞分泌物钙化而形成的，其意义不明。

七、弥散神经内分泌系统

除上述内分泌腺外，机体其他器官内还存在有大量的散在内分泌细胞。这些内分泌细胞分泌的多种激素对机体生理功能活动起着非常重要的调节作用。1966 年 Pearse 根据这些内分泌细胞都能合成和分泌胺，而且细胞是通过摄取胺前体（氨基酸）经脱羧作用后产生胺的特点，将它们统称为摄取胺前体脱羧细胞（amine precursor-uptake and decarboxylation cell），简称 APUD 细胞。

随着对 APUD 细胞研究的不断深入，发现这类细胞不仅产生胺，而且还产生肽或只产生肽；同时发现神经系统内的许多神经元也合成和分泌与 APUD 细胞相同的胺或肽。因此，目前将具有内分泌功能的神经元和散在的内分泌细胞，统称为弥散神经内分泌系统（diffuseneuroendocrine system，DNES）。至今已知的 DNES 有五十余种细胞。DNES 把神经系统和内分泌系统两大调节系统统一起来，构成一个整体，共同调节和控制机体的生理活动。

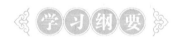

学 习 纲 要

1. 掌握甲状腺和肾上腺的形态结构特点及功能。
2. 熟悉甲状旁腺的形态结构特点及功能；垂体的分部，各部的形态结构特点及分泌的激素。
3. 了解弥散神经内分泌系统的概念。

自　测　题

一、名词解释

1. 垂体门脉系统　2. 赫令体

二、填空题

1. 甲状腺滤泡上皮细胞分泌_____；滤泡旁细胞分泌_____。
2. 甲状旁腺主细胞分泌_____。
3. 肾上腺实质由_____和_____组成，皮质由外向内为_____、_____和_____。

三、单项选择题

1. 分泌降钙素的细胞是
   A. 甲状腺滤泡上皮细胞
   B. 滤泡旁细胞
   C. 间质细胞
   D. 甲状旁腺主细胞

E. 嗜酸性细胞

2. 垂体细胞是
   A. 神经元　　　　　B. 神经胶质细胞
   C. 赫令体　　　　　D. 嗜铬细胞
   E. 嫌色细胞

3. 有关肾上腺皮质的描述错误的是
   A. 分为球状带、束状带、网状带
   B. 球状带分泌盐皮质激素和少量糖皮质激素
   C. 束状带分泌糖皮质激素
   D. 网状带分泌性激素和少量糖皮质激素
   E. 束状带最厚

四、简答题

1. 甲状腺实质由哪两种细胞组成，各分泌什么激素？
2. 腺垂体分泌的激素有哪些？

第19章 人体胚胎学总论

胚胎学（embryology）是研究从受精卵发育成为新生个体的过程及其机制的科学。

考点：人胚发育为成熟胎儿的三个时期

人胚的发生是从受精卵开始，经历38周（约266天），逐渐发育成一个成熟的胎儿，直至从母体子宫娩出。此阶段可分为三个时期。①胚前期：从受精开始至第2周末，包括受精、卵裂、胚泡形成和二胚层胚盘的出现。②胚期：从第3周至第8周末，包括三胚层的形成和分化，各主要器官原基的建立。此期末，胚胎已初具人形。③胎期：从第9周开始至出生。此期内胎儿逐渐长大，各器官的结构和功能逐渐完善。

第1节 人体胚胎早期发育
一、生殖细胞和受精

（一）生殖细胞

生殖细胞又称为配子，包括精子和卵子，均为单倍体细胞，即仅有23条染色体，其中一条是性染色体。

1. **精子的发生与成熟** 精子发生开始于青春期，并持续整个成年期。睾丸生精小管内形成的精子，在附睾内经2周左右时间发育成熟，并逐渐获得运动能力和使卵子受精的潜能，但尚无释放顶体酶穿过卵子周围放射冠和透明带的能力。这是由于精子头部的外表有一层来自精液的糖蛋白，能够阻止顶体酶释放。精子在子宫和输卵管内运行过程中，该糖蛋白被此处分泌物中的酶降解，从而获得受精能力，此现象称为获能（capacitation）。获能的本质就是暴露精子表面与卵子识别的装置，解除顶体反应的抑制，使精子得以穿入卵内完成受精过程。精子在女性生殖管道内的受精能力一般可维持1天。

2. **卵子的成熟** 卵泡发生开始于胎儿期，而且是不连续的。青春期开始，在垂体分泌的卵泡刺激素（FSH）和黄体生成素（LH）刺激下，每个月经周期有15~20个卵泡开始发育，但通常仅有一个卵泡发育成熟并排卵；通常左右卵巢交替排卵。停滞于第1次减数分裂前期的初级卵母细胞在排卵前完成第1次减数分裂，很快进入第2次减数分裂，但没有完成而停留在分裂中期，在受精时才完成第2次减数分裂。如果未受精，于排卵后12~24小时退化（图19-1）。

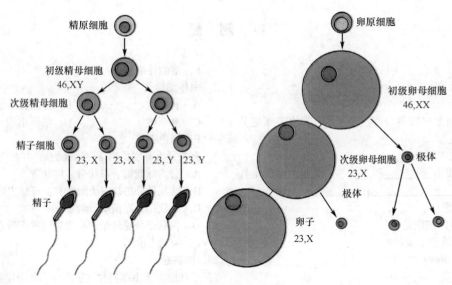

图19-1 精子和卵子的发生

（二）受精

考点：简述受精的部位、条件及意义

链接 试管婴儿的治疗过程

①诱发超排卵：药物诱发获得多个卵泡的发育和成熟。②阴道 B 超监测卵泡发育情况及确定取卵时间。③取卵：在阴道 B 超的引导下吸出卵子，并将卵子移到培养液中培养后受精。④精子的优化：对精液进行优化处理，并在排卵日同时留取精液。⑤体外受精及早期胚胎培养：卵细胞与经优化处理的精子按一定的数量比例放在培养液内培养，培养 1～3 天后进行胚胎移植。⑥胚胎移植：将发育良好的胚胎通过移植导管重新放回子宫腔生长发育。

受精（fertilization）是精子穿入卵子形成受精卵的过程。受精一般发生在输卵管壶腹部。

1. 受精的条件　受精的条件为：①足够数量的正常发育并已获能的精子与发育正常的卵子。当精子密度过低（低于 500 万个 /ml）或畸形精子、不能运动或运动异常的精子过多（超过总数 40%）时，均可造成男性不育。②生殖管道通畅，两性生殖细胞在一定时间能顺利相遇；排卵后 24 小时才能受精，否则即使相遇也难受精。③生殖管道内适宜的内环境。应用避孕套、输卵管粘堵、输精管结扎等措施，人为地阻止精子与卵子相遇，可达到节育的目的。

2. 受精的过程　当获能的精子与卵子相遇时，精子顶体发生顶体反应，释放顶体酶，溶解放射冠和透明带。精子头部外侧的细胞膜与卵细胞膜融合，随即精子的细胞核和细胞质进入卵内。精子入卵后，激发卵子迅速完成第 2 次减数分裂，排出一个第 2 极体。此时精子和卵子的细胞核分别称为雄原核和雌原核。两个原核逐渐在细胞中部靠拢，核膜随即消失，染色体混合，形成二倍体的受精卵（fertilized ovum），又称为合子（zygote）（图 19-2）。

3. 受精的意义

（1）标志着新个体生命的开始：受精激活了代谢缓慢的卵子，使之形成一个代谢旺盛富有强大生命的受精卵，从而启动细胞不断地分裂和分化，直至形成新的个体。

（2）恢复细胞染色体为二倍体核型，保持物种的稳定性：受精使单倍体的精子和卵子形成二倍体的合子，合子继承了父母双方的遗传物质并重新组合，使新个体既具有亲代的遗传性，又具有不同于亲代的特异性。

（3）决定性别：带有 Y 染色体的精子与卵子结合发育为男性胎儿，带有 X 性染色体的精子与卵子结合则发育为女性胎儿。

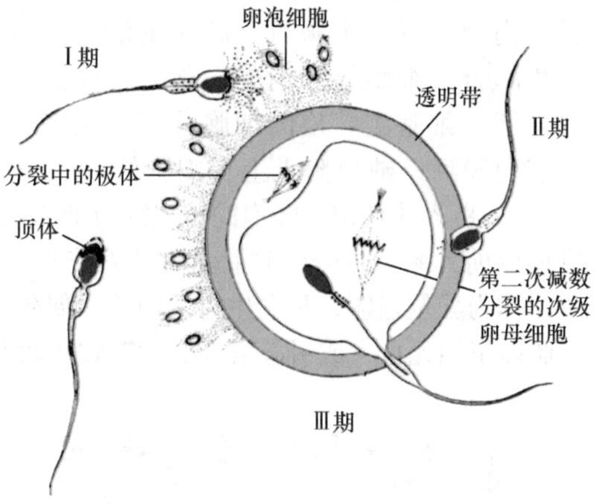

图 19-2　受精过程

链接 日本允许第三方生殖细胞体外受精

日本生殖医学会已从 2009 年 3 月起正式实施第三方体外受精，允许使用夫妇以外第三方提供的精子或卵子实施体外受精，以满足不孕症夫妇生养后代的需求。上述决定仅适用于无法利用自己精子或卵子正常生育的夫妇，但生殖细胞提供者可以是家人、朋友等，决定对此不设限制。此外，决定规定提供生殖细胞是无偿行为，但接受捐赠者需向捐赠者支付交通费等实际发生费用。

二、胚泡形成和植入

（一）卵裂和胚泡形成

受精卵不断进行有丝分裂的过程称为卵裂（cleavage）。卵裂产生的子细胞称为卵裂球（图 19-3）。受精卵在进行卵裂的同时，逐渐沿输卵管向子宫方向进行。随着卵裂球数目的增加，由于受透明带的约束，细胞逐渐变小。到第 3 天时形成一个 12～16 个卵裂球组成的实心细胞团，形似桑葚，称为桑葚胚（morula）。

桑葚胚继续分裂，当卵裂球数达 100 个左右时，细胞间逐渐出现一些小腔隙，最后汇合成一个大腔。此时整个胚呈囊泡状，称为胚泡（blastocyst）。胚泡壁由一层扁平细胞构成，称为滋养层。中央的腔称为胚泡腔。位于胚泡腔一侧的一群细胞，称内细胞群，将来分化为胚胎干细胞，又称为胚细胞。覆盖在内细胞群外面的滋养层称为极端滋养层。胚泡于受精后的第 4 天形成并进入子宫腔。随着胚泡逐渐长大，透明带变薄而消失，胚泡得以与子宫内膜接触，植入开始（图 19-4）。

考点：胚泡的组成

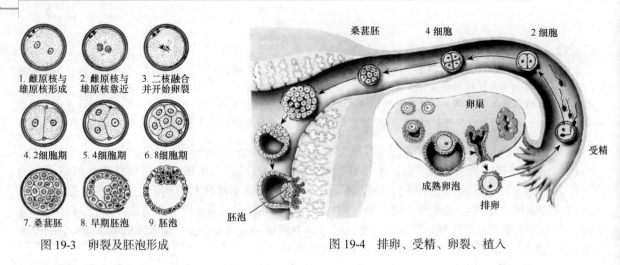

图 19-3　卵裂及胚泡形成

图 19-4　排卵、受精、卵裂、植入

（二）植入与子宫内膜的变化

胚泡逐渐埋入子宫内膜的过程称为植入（implantation），又称着床（imbed）。植入开始于受精后第5～6 天，第 11～12 天完成。

1. 植入过程　植入时，内细胞群侧的极端滋养层先与子宫内膜接触，分泌蛋白水解酶，溶蚀子宫内膜形成一个缺口，胚泡则沿着滋养层细胞迅速分裂增生，并分化为内、外两层。外层细胞互相融合，细胞界限消失，称为合体滋养层；内层仍保持明显的细胞界限，排成单层，称为细胞滋养层。细胞滋养层的细胞具有分裂能力，可不断形成新的细胞加入合体滋养层。胚泡全部植入子宫内膜后，缺口附近上皮细胞修复，植入完成（图 19-5）。

考点: 胚泡植入的部位和条件

2. 植入的部位　胚泡的植入部位通常在子宫体和底部，最多见于后壁。若植入位于靠近子宫颈处，将形成前置胎盘，分娩时胎盘可堵塞产道，导致胎儿娩出困难及胎盘早期剥离。若植入在子宫以外部位，称为异位妊娠，常发生在输卵管，偶尔可见于子宫阔韧带、肠系膜，甚至卵巢表面等处。异位妊娠胚胎多早期死亡，或引起植入处血管破裂而发生大出血（图 19-6）。

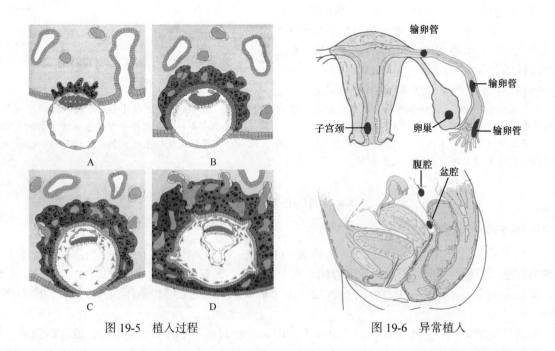

图 19-5　植入过程

图 19-6　异常植入

3. 植入的条件　植入必须在雌激素和孕激素的协同调节下进行，子宫内膜处于分泌期；胚泡适时进入子宫腔及透明带准时消失；子宫内环境保持正常。常用的避孕方法，如在宫腔内放置节育环等，就是通过人为地干扰植入过程而达到避孕目的。

链接 解说宫外孕

孕卵在子宫腔以外的任何部位着床，统称为异位妊娠，习称宫外孕。异位妊娠中，以输卵管妊娠最多见。输卵管妊娠的发病部位以壶腹部最多，占55%～60%；其次为峡部，占20%～25%；再次为伞端，占17%。

症状：①停经；②腹痛，为患者就诊时最主要症状；③阴道出血，常有不规则阴道出血，色深褐，量少，一般不超过月经量，但淋漓不净；④晕厥与休克。

辅助检查：①血 HCG，尿 HCG；②B 超；③后穹隆穿刺；④诊断性刮宫并送病理腹腔镜检。

治疗：手术。

4. 植入后子宫内膜的变化　植入后的子宫内膜称为蜕膜（decidua）。此时，处于分泌期的子宫内膜进一步增厚，血液供应更丰富，腺体分泌更旺盛，基质细胞变肥大，富含糖原和脂滴，改称为蜕膜细胞。子宫内膜的这些变化称为蜕膜反应。根据蜕膜与胚的位置关系，将其分为三部分。①基蜕膜：是位于胚深部的蜕膜。②包蜕膜：是覆盖在胚表面的蜕膜。③壁蜕膜：是子宫其余部分的蜕膜。包蜕膜与壁蜕膜之间为子宫腔。包蜕膜随着胚胎的长大而向壁蜕膜靠近，至第3个月末或壁蜕膜相贴，子宫腔消失（图 19-7）。

考点：蜕膜分哪几部分

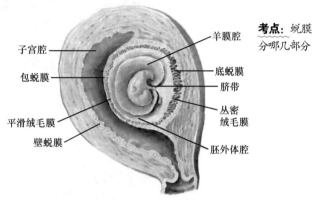

图 19-7　胚胎与子宫蜕膜关系

三、胚层的形成和分化

（一）二胚层胚盘的形成

1. 内胚层和卵黄囊的形成　在受精后第 2 周胚泡植入时，内细胞群靠近胚泡腔一侧的细胞分裂、增生，形成一层整齐的立方细胞，称为内胚层（endoderm）。内胚层的周缘向下延伸，形成一个由单层扁平细胞围成的囊，即卵黄囊，故内胚层构成卵黄囊的顶。

考点：二胚层胚盘的组成

2. 外胚层和羊膜腔的形成　在内胚层形成的同时，其上方其余内细胞群形成一层柱状细胞，称为外胚层（ectoderm）。继之，在外胚层与滋养层之间形成一个腔，为羊膜腔，腔壁为羊膜。羊膜与外胚层的周缘连续，故外胚层构成羊膜腔的底。内胚层与外胚层紧密相贴，中间有一层基膜相隔，逐渐形成一个圆盘状结构，称为二胚层胚盘，又称胚盘。胚盘（embryonic disc）是人体发育的原基。滋养层、羊膜腔和卵黄囊则是提供营养和起保护作用的附属结构。

3. 胚外中胚层的形成　在二胚层胚盘形成的同时，细胞滋养层向内增生，形成松散分布的星形细胞，充填于整个胚泡腔，称为胚外中胚层。第 2 周末，胚外中胚层细胞间出现小腔隙，并逐渐融合成为一个大腔，称为胚外体腔。随着胚外体腔的扩大，二胚层胚盘及其背腹侧的羊膜腔和卵黄囊仅由少部分的胚外中胚层与滋养层相连，这部分的胚外中胚层称为体蒂。体蒂将发育为脐带的主要成分（图 19-8）。

（二）三胚层胚盘的形成

1. 原条的出现和中胚层的形成　到第 3 周初，部分外胚层细胞迅速增殖，在外胚层正中线的一侧形成一条增厚的细胞索，称为原条（primitive streak）。原条的出现，确定了胚盘的头尾端和中轴，原条所在侧为尾端。原条头端细胞增生形成一个球形细胞团，称为原结。继而在原条的中线出现浅沟，原结的中心出现浅凹，分别称为原沟和原凹。原沟深部的细胞在内、外胚层之间向头尾和两侧迁移扩展，形成胚内中胚层（intraembryonic mesoderm），它在胚盘边缘下胚外中胚层连续。此时的胚盘由三胚层组成。由于头端大、尾端小，此时的胚盘呈梨形（图 19-9）。

2. 脊索的形成　原结的细胞增生，经原凹在内、外胚层之间沿中线向头端伸展，形成一条单独的细胞索，称为脊索（notochord），它在早期胚胎起一定支架作用。随着胚胎的发育，脊索继续向头端生长，原条则相对缩短，最终消失。若原条细胞残留，在人体骶尾部可分化形成由多种组织构成的畸胎瘤（图 19-10）。

3. 口咽膜和泄殖腔膜的形成　在脊索的头端和原条的尾端，各有一个无中胚层的小区，此处的内、外胚层直接相贴呈薄膜状，分别称为口咽膜和泄殖腔膜。中胚层在向头端伸展时，绕过口咽膜于其前方汇合形成生心区，为心脏发生的原基。

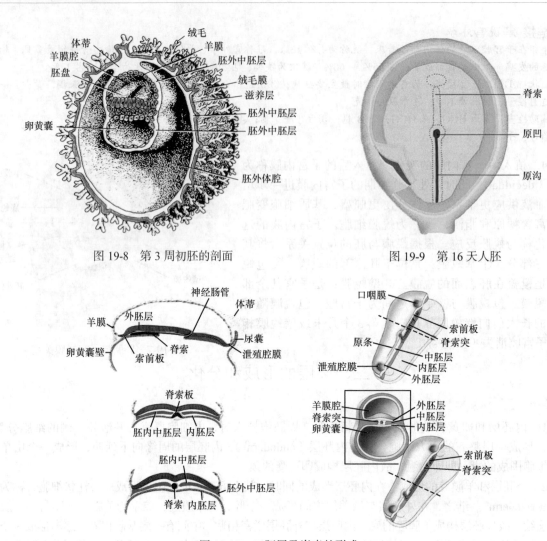

图 19-8　第 3 周初胚的剖面　　　　　　　图 19-9　第 16 天人胚

图 19-10　三胚层及脊索的形成

（三）三胚层的分化

人胚第 4 周初到第 8 周末，三个胚层逐渐分化形成各器官的原基。

1. **外胚层的分化**　脊索形成后，诱导其背侧中线的外胚层增厚呈板状，称为神经板。继而，神经板中央下陷形成神经沟，沟两侧边缘隆起称为神经褶。两侧神经褶在神经沟中段靠拢愈合，并向头尾两端延伸。其头尾两端各有一开口，分别称为前神经孔和后神经孔，它们在第 4 周末融合，使神经沟封闭为神经管（neural tube）。神经管是中枢神经系统的原基，将发育为脑和脊髓以及松果体、神经垂体和视网膜等。如果前、后神经孔没有闭合，将会分别导致无脑畸形和脊髓裂。在神经褶闭合过程中，它的一些细胞迁移到神经管的背外侧，形成两条与神经管和外胚层脱离的纵行细胞索，称为神经嵴（neural crest），它将分化为周围神经系统，并能远距离迁移，形成肾上腺髓质及某些神经内分泌细胞等。位于胚体表面的外胚层，将分化为皮肤的表皮及其附属器，以及牙釉质、角膜、晶状体、内耳膜迷路、腺垂体、口腔和鼻腔与肛门的上皮（图 19-11）。

2. **中胚层的分化**　第 3 周初，中胚层形成后在脊索两侧从内向外依次分化为轴旁中胚层、间介中胚层和侧中胚层。散在分布的中胚层细胞，称为间充质，分化为结缔组织及血管、肌组织等。脊索则大部分退化消失，

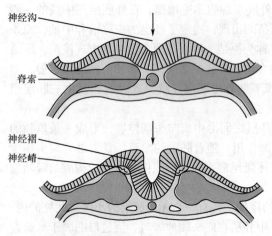

图 19-11　神经管及神经嵴发生

仅在椎间盘内残留为髓核。

（1）轴旁中胚层：紧邻脊索两侧的中胚层细胞迅速增殖，形成一对纵行的细胞索，即轴旁中胚层。它随即裂为块状细胞团，称为体节（somite）。体节左右成对，从颈部向尾端依次形成，随着胚龄的增长而增多，到第 5 周时共形成 42～44 对，所以可以根据体节的数量推算早期胚龄。体节将分化为皮肤的真皮、大部分中轴骨骼及骨骼肌。

（2）间介中胚层：位于轴旁中胚层与侧中胚层之间，分化为泌尿、生殖系统的主要器官。

（3）侧中胚层：是中胚层最外侧的部分。由于胚内体腔的出现，侧中胚层被分为两层：与外胚层邻近的一层，称为体壁中胚层，将分化为体壁（包括肢体）的骨骼、肌肉、血管和结缔组织等。与内胚层邻近的一层，称为脏壁中胚层，将分化为消化和呼吸系统的肌组织、血管和结缔组织等。胚内体腔将分化为心包腔、胸膜腔和腹膜腔（图 19-12，图 19-13）。

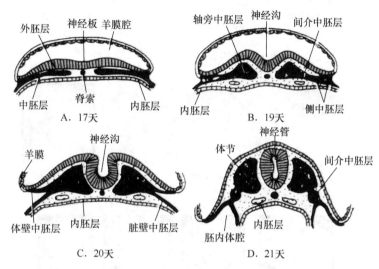

图 19-12　中胚层早期分化及神经管的形成

3. 内胚层的分化　胚体形成的同时，内胚层逐渐被卷入胚体内，形成管状结构，称原始消化管，又称原肠。内胚层将分化为消化管、消化腺、呼吸道和肺的上皮组织等。

（四）胚体的形成

早期胚盘为扁平的盘状结构。第 4 周初，胚盘中央部的生长速度快于边缘部，致使扁平的胚盘向羊膜腔内隆起。在胚盘的周缘出现了明显的卷折，头尾端的卷折，分别称为头褶和尾褶，两侧缘的卷折，称为侧褶。随着胚的生长，头、尾褶及侧褶逐渐加深，随之，胚盘由圆盘状变为圆柱状的胚体。第 4 周末胚体呈"C"形（图 19-14）。

胚体在第 5～8 周其外形有明显变化。第 5 周时，耳泡、眼泡和鼻窝出现，肢芽形成，体内各器官原基相继出现。第 8 周时，指、趾分开，颜面形成，外生殖器形成，但不辨男女。至第 8 周末，各器官已具雏形，外表已初具人形（图 19-15）。由于主要器官和系统在此期内形成，故此期称器官发生期。

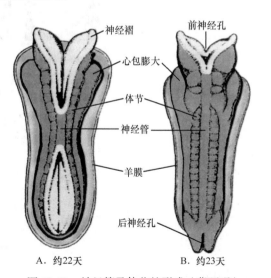

图 19-13　神经管及体节的形成（背面观）

（五）胎龄的推算

胚胎龄的推算通常有月经龄和受精龄两种方法。月经龄是从孕妇末次月经的第 1 天算起，至胎儿娩出为止，共计 280 天。以 28 天为一个妊娠月，故有"十月怀胎"之说。临床上常用此法来推算孕妇的预产期。而胚胎学工作者则常用受精龄，即从受精之日起推算胚胎龄。受精一般发生在末次月经第 1 天之后的 2 周左右，所以从受精到胎儿娩出约 266 天。由于妇女的月经周期常受环境变化的影响，所以胚

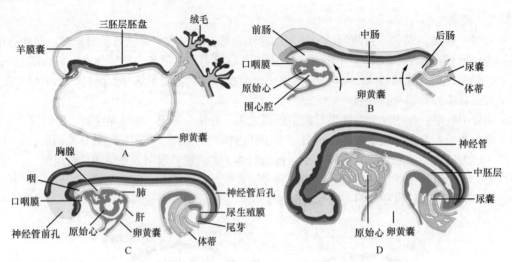

图 19-14　胚体卷折的形成（第 4 周人胚）

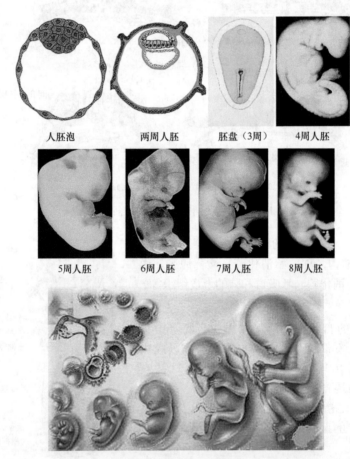

图 19-15　胚体外形的建立

胎龄的推算难免有误差。

因此，胚胎学者常根据各期胚胎的外形特征及长度来推算胚胎龄（表 19-1）。

表 19-1　胎儿外形特征及身长、体重

胎龄	胎儿外形特征	身长（cm）	体重（g）
3 个月	眼睑已闭合，颈已形成、性别可辨认	12.2	48.3
4 个月	颜面已具人形、母体已感胎动	22.1	161.9
5 个月	出现胎毛，有胎心音，胎儿有吞咽活动	27.5	379.8
6 个月	出现指甲，胎体瘦，如早产数日即死亡	33.1	736.7

续表

胎龄	胎儿外形特征	身长（cm）	体重（g）
7 个月	眼睑张开，头发明显，体瘦有皱纹，早产可存活	38.4	1222.6
8 个月	皮下脂肪增多，皮肤淡红，丰满，指甲达指尖，睾丸开始下降	43.3	1822
9 个月	胎毛开始脱落，趾甲趾尖，四肢弯曲	47.4	2542.4
10 个月	胎体圆润，乳房略隆起，指甲过指尖，睾丸入阴囊	50.1	3007.8

第 2 节　胎膜和胎盘

胎膜和胎盘是胚胎发育过程中的附属结构，对胚胎起保护、营养、呼吸和排泄作用；胎盘还有内分泌功能。胎儿娩出后，胎膜、胎盘即与子宫分离并排出体外称胞衣（afterbirth）。

一、胎　膜

胎膜（fetal membrane）包括绒毛膜、羊膜、卵黄囊、尿囊和脐带。

1. 绒毛膜（chorion）由滋养层及其内面的胚外中胚层组成，包在胚胎及其他附属结构的最外面，直接与子宫蜕膜接触。胚胎发育第 2 周时，绒毛仅由外表的全体滋养层和内部的细胞滋养层构成，称为初级绒毛干；第 3 周时，胚外中胚层逐渐伸入绒毛干内，改称为次级绒毛干；此后，绒毛中轴的间充质分化出结缔组织和血管，形成三级绒毛干（图 19-16）。各级绒毛干都发出分支，形成许多细小的绒毛。同时，绒毛干末端的细胞滋养层细胞增殖，穿出合体滋养层，伸至蜕膜组织，起固定绒毛干的作用。这些穿出的滋养层细胞在蜕膜表面扩展，形成一层细胞滋养层壳，将绒毛膜与子宫蜕膜牢固相连。绒毛在形成过程中其上皮释放蛋白水解酶溶解其周围的蜕膜而形成许多小腔隙，称绒毛周间隙，此间隙内充满来自子宫动脉的血液，故又称血池。绒毛则浸浴于血池中，胎儿通过绒毛的上皮吸收血池中的氧气和营养物质并排出二氧化碳和其他代谢产物。

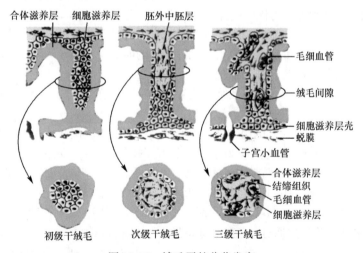

图 19-16　绒毛干的分化发育

胚胎早期，整个绒毛膜表面的绒毛分布均匀。第 8 周末，基蜕膜侧的绒毛因供血充足而生长旺盛，则形成丛密绒毛膜。位于包蜕膜侧的绒毛因营养匮乏，则逐渐退化消失。包蜕膜与壁蜕膜融合，子宫腔消失。胎儿被包在一个大囊内浸浴在羊水中发育（图 19-17）。绒毛膜在发育过程中，如各滋养层细胞过度生长，内部组织水肿，形成水泡状结构，称葡萄胎。胚胎因缺乏营养而死亡。如滋养层细胞发生恶变则称绒毛膜上皮癌。

2. 羊膜（amnion）为一层半透明的薄膜，由羊膜上皮和胚外中胚层构成，到 2 个月末，由于羊膜不断分泌羊水，羊膜腔不断扩大，羊膜已与绒毛膜相贴，胚体外腔消失。随着胚体呈圆柱状变化，早期附于胚盘边缘的羊膜已随之向胚体腹侧移动，将卵黄囊、体蒂、尿囊等包围形成短粗的脐带。

羊膜腔内充满羊水，羊水来自羊膜上皮的分泌物和胚胎的排泄物，其成分主要含胎儿的脱落上皮细

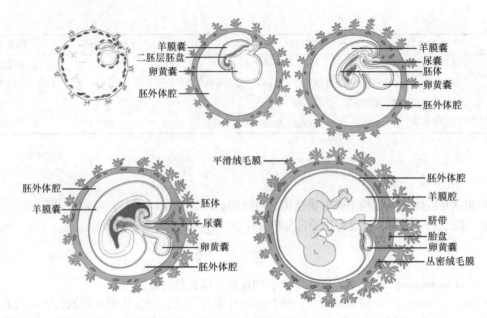

图 19-17　胎膜变化

胞、无机盐、蛋白质、糖、酶与激素等，其中 98%～99% 为水。人胚后期，胎儿能吞咽羊水，经肠吸收其代谢产物由胎儿血液循环运至胎盘由母体排出，使羊水不断更新。胎儿浸浴于羊水之中，足月胎儿的羊水有 1000～1500ml，若羊水少于 500ml，为羊水过少，易发生羊膜与胚体粘连出现畸形，多见于无肾或尿道闭锁等；若羊水多于 2000ml，为羊水过多，羊水过多常伴胎儿发育异常，如消化管闭锁、无脑儿、脑干积水等。羊水的作用：①羊水有缓冲震荡，保护胎儿免受外部压迫的作用；②胎儿在羊水中可自由活动，可防止胎儿与羊膜粘连；③分娩时，羊膜破裂，羊水可扩大子宫颈，同时可冲洗润滑产道，有利于胎儿的娩出。此外通过羊膜穿刺术吸取羊水进行细胞学检查或测定某种物质的含量，可确定胎儿染色体有无异常、胎儿的性别等，为优生优育提供科学依据。

3. 卵黄囊（yolk sac）　位于原始消化管的腹侧，人胚的卵黄囊内没有卵黄，实为种原发生和进化过程中的重演。人胚卵黄被卷入脐带后，与原始消化管相连的卵黄蒂于第 6 周闭锁，卵黄囊逐渐退化。其作用：①附于卵黄壁上的胚外体腔的脏层细胞（胚外中胚层）分化为血岛，后者将分化为胚体内的血管及造血干细胞；②卵黄囊尾侧壁的内胚层细胞分化为原始生殖细胞，并迁至生殖腺嵴，再分化为精原细胞或卵原细胞。

4. 尿囊（allantois）　发生于人胚的第 3 周，由卵黄囊尾侧的内胚层向体蒂内伸出的一个盲管，即尿囊。尿囊壁的胚外中胚层分化形成尿囊动脉和静脉，随着圆柱胚的形成，尿囊根部卷入胚体内将形成膀胱及脐尿管，其余部分逐渐退化并卷入脐带内，尿囊动、静脉保留，将来形成脐静脉和脐动脉。

5. 脐带（umbilical cord）　为位于胎儿脐部与胎盘之间的圆索状结构，是胎儿与母体之间物质运输的唯一通道。脐带内有两条脐动脉，将胚体内含代谢产物的血运送到胎盘绒毛血管，在此，胎儿血与绒毛周围间隙内母体血进行物质交换，并通过一条脐静脉将吸收的丰富营养物质和氧的血液运送到胎儿。

胎儿出生时，脐带长 40～60cm，直径 1.5～2cm，透过其表面的羊膜，可见内部盘曲缠绕的脐血管。脐带过短胎儿娩出时易引起胎盘早剥，造成流血过多，脐带过长，易缠绕胎儿四肢或绕颈，可导致局部发育不良，甚至造成胎儿宫内窒息死亡。

二、胎　盘

案例19-1

　　患者，女，38 岁。妊娠 10 个月。预产期超过 5 天，因腹痛 2 小时入院。入院检查：孕妇神志清，一般情况可。产科检查，羊膜破见羊水，宫口开大半指，宫口有疑似胎盘物，阴道出血。初步诊断：前置胎盘。

　　问题：1. 胚胎植入的正常部位有几处？
　　　　　2. 胎盘异常情况有哪几种？
　　　　　3. 胎盘有何功能？

足月娩出的胎盘呈圆盘状，直径 15～20cm，重约 500g，中部厚，边缘薄。胎盘的胎儿面光滑，表面覆有羊膜，透过羊膜可见放射形走行的脐血管分支，脐带位于胎儿面的中央；胎盘的母体面粗糙，凹凸不平，有浅沟将其分隔为 15～30 个胎盘小叶（图 19-18）。

考点：胎盘的形态特点

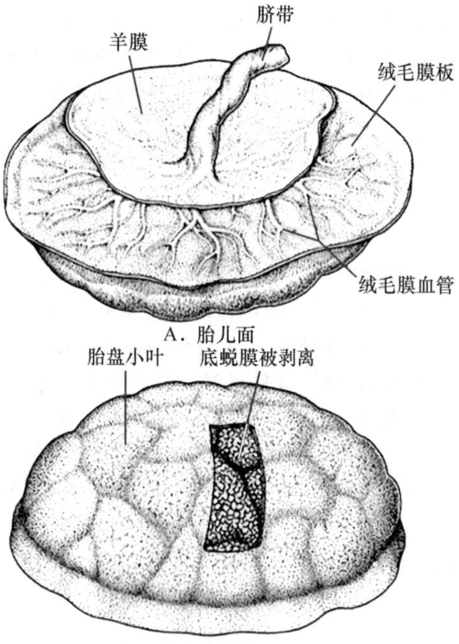

1. 胎盘的结构　胎盘由胎儿的丛密绒毛膜与母体的基蜕膜共同组成。

（1）胎儿部分：由丛密绒毛膜构成，在绒毛膜上发出 50～60 个的绒毛干，绒毛干发生树枝状的分支，其末端伸入基蜕膜，将绒毛固定于基蜕膜上称固定绒毛。其周围的绒毛称游离绒毛，浸浴于血池中。1～4 个绒毛干及其所属分支构成一个胎盘小叶。

（2）母体部分：由基蜕膜构成，基蜕膜间隔一定距离向绒毛间隙发出胎盘隔，胎盘隔不完全分隔绒毛周间隙，所以，绒毛间隙相互连通，子宫动脉和静脉穿出基蜕膜开口于绒毛周间隙（图 19-19）。

2. 胎盘的血液循环和胎盘膜　胎盘内有母体和胎儿两套血液循环，两者的血液互不相混，但可进行物质交换。母体的动脉血从子宫螺旋动脉开口注入绒毛间隙，在此与绒毛内毛细血管的胎儿血进行物质交换后，经子宫静脉回流入母体。胎儿的静脉血经动脉及其分支流入绒毛内毛细血管，与绒毛间隙内的母体血进行物质交换后，成为动脉血，经脐静脉回流到胎儿体内。

胎儿血与母体血在胎盘内进行物质交换所通过的结构，称为胎盘膜或胎盘屏障（placental barrier）。早期胎盘膜依次由合体滋养层、细胞滋养层及其基膜、薄层绒毛结缔组织、毛细血管内皮及其基膜组成。至发育后期，由于细胞滋养层退化、全体滋养层也明显变薄、结缔组织减少，胎盘变薄，仅由薄层合体滋养层、毛细血管内皮及两者的基膜组成，更有利于胎儿血与母体血间的物质交换。

3. 胎盘的功能

（1）物质交换：胎儿通过胎盘从母体血中吸收氧和营养物质，并排出二氧化碳和其他代谢产物。

考点：胎盘的功能

（2）屏障作用：胎盘膜能阻挡母体血中某些大分子物质进入胎体，对胎儿起保护作用，但大部分药物和激素可以通过胎盘屏障进入胎体，某些病毒（如风疹、麻疹、水痘、脊髓灰质炎及艾滋病病毒）也可以通过胎盘屏障进入胎体引起传染或导致先天性畸形，有些药物［如沙利度胺（反应停）、海洛因毒品］均可通过胎盘膜，孕妇吸毒可引起新生儿毒瘾发作，故孕妇用药应慎重。

（3）内分泌功能：胎盘能分泌多种激素，对维持妊娠、保证胎儿的正常发育起着重要的作用，胎盘激素均由合体滋养层细胞分泌。①绒毛膜促性腺激素（human chorionic gonadotropin，HCG）：该激素在

图 19-18　胎盘的外形

A. 胎儿面

B. 母体面

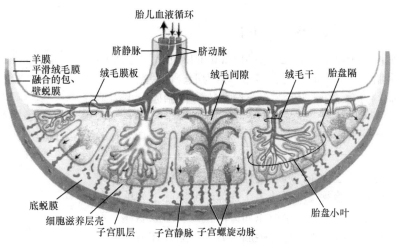

图 19-19　胎盘的结构

受精后第1～2周从妊妇尿中可以测到，第8周达到高峰，然后逐渐下降，妊娠早期，在尿中检测到此种激素临床上可作为妊娠的早期诊断指标之一。②胎盘催乳素：该激素能促进母体乳腺的生长，受精后2个月开始出现，第8个月达到高峰，直至分娩。③雌激素、孕激素：妊娠第4个月开始分泌，以后逐渐增多，在卵巢黄体退化后，这两种激素继续起维持妊娠的作用。

第3节　双胎、多胎和联胎

链接 "反应停"事件与胎盘膜

　　反应停是一种解痉药，20世纪60年代，曾在欧洲被广泛用于治疗孕妇妊娠呕吐，结果引起大量"海豹样胎儿（无肢、短肢畸形）"的出生，给许多家庭带来了不幸。

　　"反应停"事件说明，胎盘膜虽然有一定的屏障作用，可以阻挡母体血液中的大分子物质及细菌进入血循环，但是大部分药物都可以通过胎盘膜，所以其中有些致畸性药物会导致胎儿畸形，反应停就是一例。某些病毒如风疹病毒等也很容易通过胎盘膜，可以导致胎儿畸形。乙肝病毒和艾滋病病毒可以透过胎盘膜，导致胎儿先天性梅毒。因此，孕妇用药一定要慎重，并且要预防感染。

一、双　　胎

　　一次妊娠产生两个新生儿称为双胎或孪生（twins）。分双卵双胎和单卵双胎两种。

　　1. 双卵双胎　是由母体同时排出两个卵并且都受精后形成的，占双胎的大多数。它们有各自的胎膜和胎盘。两个个体性别可以相同或不同，相貌和生理特性的差异如同一般的兄弟姐妹。

　　2. 单卵双胎　即一个受精卵发育为两个胚胎，这种孪生儿的遗传基因完全一样，因此性别一样，相貌体态和生理特征也极相似。两个个体之间如果进行器官和组织移植，将不发生免疫排斥发生。单卵双胎的发生原因有下列几种。

　　（1）形成两个胚泡：从受精卵发育出两个胚泡，它们分别植入，两个胎儿有各自的羊膜腔和胎盘。

　　（2）形成两个内细胞群：一个胚泡内出现两个内细胞群，各发育为一个胚胎。它们位于各自的羊膜腔内，但共享一个胎盘。

　　（3）形成两个原条：一个胚盘上出现两个原条和脊索，诱导形成两个神经管，发育为两个胚胎，它们位于一个羊膜腔内，也共享一个胎盘（图20-20）。这种双胎如果分离不全容易形成联胎。

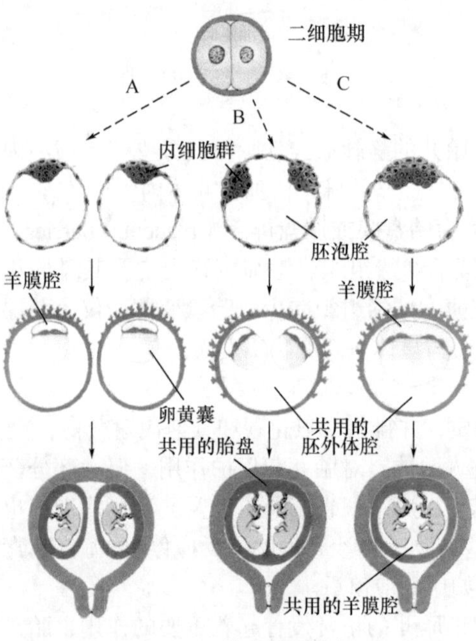

图19-20　单卵孪生形成

二、多　　胎

　　一次妊娠分娩出两个以上新生儿为多胎（multiple birth）。多胎的原因可以是单卵多胎、多卵多胎、混合多胎，常为混合性多胎。多胎发生概率低，三胎约万分之一，四胎约百万分之一。四胎以上更为罕见，多不易存活。

三、联　　胎

　　两个双胎胚体的局部连接在一起称连体双胎或称连体畸胎。常见有胸腹联胎，颜面胸腹联胎及臀部联胎等。连体畸胎实际上为单卵多胎（图19-20），当一个胎盘形成两个原条而分离不全时形成联体，若联体中两个个体大小不一时，小的称寄生胎，若一个胎儿在另一个胎儿体内称胎内胎（图19-21）。

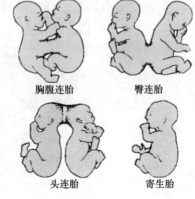

胸腹连胎　　　臀连胎

头连胎　　　寄生胎

图19-21　联胎

第 4 节 先天性畸形

先天性畸形（congenital malformation）是指胚胎发育过程中出现外形或内部结构的异常，又称为出生缺陷。出生缺陷包括功能、代谢和行为等方面的异常。畸形发生率为 2% 左右，比肿瘤高 8 倍，比心血管疾病高 5 倍，消化、泌尿、心血管的畸形较为多见，为死胎、死产的主要原因。

一、先天性畸形的发生原因

发生原因包括遗传因素（占 25%）、环境因素（占 10%），以上两者相互作用及原因不明的（占65%）。

1. 遗传因素

（1）染色体畸变：包括染色体数目异常和结构异常。染色体数目增多引起的畸形如唐氏综合征（21 号染色体的三体），先天性睾丸发育不全综合征，即 Klinefelter 综合征（性染色体的三体 47，XXY）。染色体数目减少引起的畸形如先天性卵巢发育不全，即 Turner 综合征（45，XO）。染色体结构异常是指染色体断裂、缺失、易位、重复、倒位等。如 5 号染色体短臂末端断裂缺失，可引起猫叫综合征。

（2）基因突变：是指 DNA 分子碱基组成或排列顺序的改变，其染色体外形见不到异常。如果基因突变发生在生殖细胞，所产生的畸形将是遗传的，如软骨发育不全和多指（趾）畸形为显性遗传；肾上腺肥大和小头畸形则为隐性遗传。

2. 环境因素　引起先天性畸形的环境因素统称为致畸因子。致畸因子主要有五大类。

（1）生物性致畸因子：风疹病毒、巨细胞病毒、单纯疱疹病毒等。

（2）物理性致畸因子：各种射线、机械性压迫和损伤。

（3）致畸性药物：抗肿瘤药、抗惊厥药、抗生素、抗凝血药、激素等类的药物。如抗肿瘤药物甲氨蝶呤可引起无脑畸形、小头畸形和四肢畸形；大量链霉素可引起先天性耳聋等。

（4）致畸形性化学因子：工业污染、食品添加剂、农药、防腐剂中，均含有致畸因子。如孕妇生活在含汞蒸汽的环境或饮用汞、铅和砷含量高的水，或食用这些水养的鱼肉、猪肉等，可导致胎儿小头畸形。

（5）其他致畸因子：吸烟、酗酒、缺氧、严重营养不良等。吸烟过多，血液中尼古丁浓度过高，可导致子宫内血管血流缓慢，胎儿供氧不足，胎儿发育不好。酗酒，孕妇过量饮酒也可导致胎儿多种畸形，酒精综合征，表现为发育迟缓，小头、小眼等。

3. 遗传因素与环境因素的相互作用　在畸形发生中，环境因素与遗传因素的相互作用是非常明显的。一方面环境因素可引起胚胎染色体畸变和基本突变；另一方面胚胎的遗传基因特性决定着胚胎对环境致畸因子的敏感度。流行病学调查资料表明，在同一地区风疹大流行时，同期怀孕妇女生下的婴儿有的出现畸形，有的却完全正常。

二、致畸敏感期

胚胎发育是一个连续的过程，处于不同发育阶段的胚胎对致畸因子作用的敏感程度不同，受到致畸因子作用后，最容易发生畸形的发育时期称致畸敏感期，这一时期的孕期保健最为重要。

在胚前期受到致畸因子的作用后，胚通常死亡而很少发展为先天性畸形。胚期第 3~8 周，胚体内细胞增殖分化活跃，对致畸因素最敏感，是胎儿先天性畸形发生率最高的阶段，所以处于致畸形敏感期。由于胚胎各器官的发生与分化时期不同，故致畸敏感期也不尽相同（图 19-22）。在胎儿期，胎儿受致畸因子作用后，发生畸形较局限，一般不出现宏观形态的畸形。

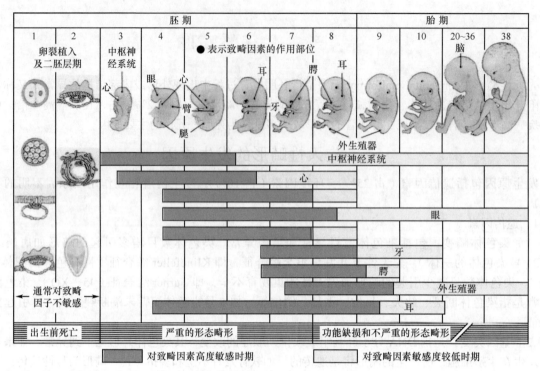

图 19-22　人体主要器官的致畸敏感期

第 5 节　胎儿的血液循环

胎儿的血液供应来自胎盘，肺泡毛细血管床近 2/3 关闭，其肺尚未建立呼吸功能，因此胎儿出生后，由于呼吸及肺循环的建立，血流途径则发生了重大改变。

一、胎儿血液循环途径

由胎盘来的脐静脉血是动脉血，富含氧和营养物质，在流入肝脏时，近 2/3 血液经静脉导管直接注入下腔静脉，1/3 血液经肝血窦注入下腔静脉。下腔静脉还收集由下肢和盆、腹腔器官来的静脉血，所以下腔静脉的血液为混合血，下腔静脉进入右心房，其大部分血液通过卵圆孔进入左心房，然后进入左心室。左心室的血液大部分经主动脉及三大分支分布到头、颈和上肢，以充分供应胎儿头部发育所需要的氧和营养。小部分血液流入降主动脉。

从胎儿头、颈部及上肢回流到上腔静脉的血液，经右心房流入右心室，再进入肺动脉。因为胎儿肺处于不张状态，故肺动脉血仅少量入肺，近 90% 以上血液经动脉导管注入降主动脉。降主动脉的血液除了仅供应盆、腹腔器官和下肢外，还经两条脐动脉将血液送至胎盘。在胎盘内与母体血液进行气体和物质交换后，再经脐静脉送往胎儿体内（图 19-23 ）。

二、胎儿血液循环的特点

1. 动、静脉血液在不同部位发生一定程度上的混合。
2. 高氧含量主要供应肝、头颈部及上肢，所以胚胎的这些部位优先发育，例如：胎儿头部较大。
3. 由于肺尚未建立呼吸功能，所以此处的循环血量很小。
4. 循环途径中有卵圆孔、动脉导管、脐动脉、脐静脉和静脉导管等成人血液循环中不再存在的临时通路。

三、胎儿出生后血液循环的变化

胎儿出生后，由于新生儿肺开始呼吸活动和胎盘血液循环中断，胎儿血液循环发生一系列重大改变。
1. 脐动脉、脐静脉及静脉导管关闭，分别形成脐外侧韧带、肝圆韧带和静脉韧带。

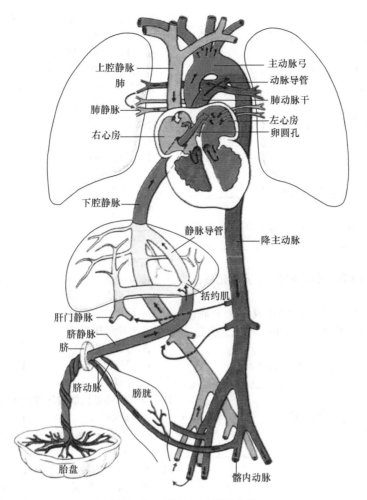

图 19-23 胎儿血液循环通路

2. 动脉导管闭锁 由于肺的呼吸，流经动脉的血液大部分入肺，动脉导管于出生后收缩，以后管腔逐渐由内膜组织完全封闭，管壁平滑肌收缩呈关闭状态，出生 2～3 个月后，其动脉内膜增生封闭，成为动脉韧带。

3. 卵圆孔关闭 胎儿出生后，由于肺循环的建立，使左心房压力高于右心房，第一房间隔与第二房间隔相贴，形成卵圆孔功能性关闭。到 1 岁左右，第一房间隔和第二房间隔的结缔组织增生使卵圆孔达到结构上的关闭。

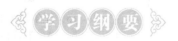

1. 掌握受精、获能、顶体反应、透明反应的概念，胚泡的形成和植入；胎膜和胎盘。
2. 熟悉胚层的形成；三胚层的分化和胚体形成。
3. 了解致畸敏感期。

自 测 题

一、名词解释
1. 受精 2. 植入 3. 胎盘屏障
二、填空题
1. 受精是指_____和_____结合形成的过程，受精的部位多在_____。
2. 胚泡是_____、_____和_____三部分组成。

3. 植入又称_____，约在受精后的第_____开始，至第_____完成。
4. 植入部位通常是在_____和_____。若植入近于子宫颈处，在此形成胎盘，称_____。若植入在子宫以外部位，称_____，最常见于_____。
5. 胚泡植入后，子宫内膜的功能层称为_____，其分为三部分，即_____、_____和_____。

6. 二胚层胚盘由_____和_____组成，中间隔以_____。

7. 神经管闭合后，其头端发育迅速，膨大形成脑泡，为_____的原基；神经管的其余部分较细，为_____的原基。

8. 前神经孔未愈合将形成_____；后神经孔未愈合将形成_____。

9. 中枢神经系统的原基是_____；周围神经系统的原基是_____。

10. 脊索两侧的中胚层由内侧向外侧依次为_____、_____和_____。

11. 轴旁中胚层在脊索两侧分化为左右成对的块状细胞团，成_____，主要分化为_____、_____、_____。

12. _____的出现是中胚层形成的标志，其退化后在椎间盘内残留为_____。

13. 侧中胚层内部的小腔隙逐渐融合成一个大腔，称_____，此腔将侧中胚层分为两层，即_____和_____。

14. 至第_____周末，胚体外表已经初具人形。

15. 胎膜包括_____、_____、_____、_____、_____。

16. 胎盘是由胎儿的_____与母体的_____共同组成的圆盘形结构。

17. 胎盘屏障由_____、_____、_____、_____和_____组成。

三、单项选择题

1. 精子获能是指
   A. 在生精小管发生过程中获得受精能力
   B. 在附睾才具有受精能力
   C. 输卵管上皮分泌的某些化学物质使精子具有受精能力
   D. 精子释放顶体酶的反应
   E. 透明带和放射冠被分解的过程

2. 受精的部位是在
   A. 输卵管壶腹部　　　　B. 输卵管峡部
   C. 输卵管漏斗部　　　　D. 子宫底、体部
   E. 子宫颈部

3. 胚泡植入的正常部位是
   A. 子宫底和体部内膜的功能层
   B. 子宫颈部黏膜
   C. 子宫内膜基底层与肌层之间
   D. 子宫内膜基底层
   E. 输卵管黏膜

4. 参与形成胎盘的结构是
   A. 底蜕膜　　　　　　　B. 包蜕膜
   C. 壁蜕膜　　　　　　　D. 平滑绒毛膜
   E. 羊膜

5. 下列哪一项不参与构成胚泡
   A. 极端滋养层　　　　　B. 滋养层
   C. 内细胞群　　　　　　D. 胚泡腔
   E. 放射冠

6. 胚内体腔位于哪两个胚层之间
   A. 外胚层和内胚层
   B. 外胚层和中胚层
   C. 内胚层和胚外中胚层
   D. 胚外中胚层壁层与脏层
   E. 侧中胚层壁层与脏层

7. 胚盘内的中胚层来自
   A. 下胚层　　　　　　　B. 上胚层
   C. 胚外中胚层　　　　　D. 体蒂
   E. 滋养层

8. 三胚层胚盘均起源于
   A. 上胚层　　　　　　　B. 中胚层
   C. 下胚层　　　　　　　D. 内胚层
   E. 胚外中胚层

9. 在内胚层和外胚层出现后，原上胚层改称为
   A. 内胚层　　　　　　　B. 中胚层
   C. 外胚层　　　　　　　D. 胚内中胚层
   E. 胚外中胚层

10. 胚外中胚层来自
    A. 内胚层　　　　　　　B. 卵黄囊
    C. 外胚层　　　　　　　D. 羊膜腔
    E. 滋养层

11. 下列哪种结构能诱导神经板的形成
    A. 原条　　　　　　　　B. 脊索
    C. 体节　　　　　　　　D. 原结
    E. 侧板

12. 分化成体节的中胚层部分是
    A. 轴旁中胚层　　　　　B. 间介中胚层
    C. 侧中胚层　　　　　　D. 胚外中胚层
    E. 间充质

13. 来自侧中胚层的结构为
    A. 胚内体腔　　　　　　B. 胚外体腔
    C. 神经管　　　　　　　D. 咽囊
    E. 尿囊

14. 神经嵴来源于
    A. 内胚层　　　　　　　B. 外胚层
    C. 轴旁中胚层　　　　　D. 间介中胚层
    E. 侧中胚层

15. 原条起源于
    A. 胚内内胚层　　　　　B. 下胚层
    C. 胚外中胚层　　　　　D. 滋养层
    E. 外胚层

16. 胚内体腔形成的部位是
    A. 内胚层　　　　　　　B. 外胚层
    C. 体节　　　　　　　　D. 间介中胚层
    E. 侧中胚层

17. 下列哪项不是来源于中胚层
    A. 真皮　　　　　　　　B. 肌肉
    C. 结缔组织　　　　　　D. 血管
    E. 表皮

18. 下列哪项来源于内胚层
    A. 表皮　　　　　　　　B. 真皮
    C. 甲状腺　　　　　　　D. 心脏

E．平滑肌

19．脑来源于

A．内胚层　　　　　B．外胚层

C．外胚层与中胚层　D．体节

E．间介中胚层

20．脊髓来源于

A．内胚层　　　　　B．外胚层

C．轴旁中胚层　　　D．间介中胚层

E．侧中胚层

21．中枢神经系统的原基是

A．神经嵴　　　　　B．神经管

C．神经板　　　　　D．神经孔

E．神经沟

22．前神经孔未愈合将形成

A．无脑儿　　　　　B．脊髓裂

C．唇裂　　　　　　D．面斜裂

E．以上都不对

23．构成胎盘的胎儿部分是

A．羊膜　　　　　　B．基蜕膜

C．胎盘膜　　　　　D．丛密绒毛膜

E．平滑绒毛膜

24．胎盘中分泌激素的细胞主要是

A．细胞滋养层细胞　B．合体滋养层细胞

C．蜕膜细胞　　　　D．结缔组织细胞

E．血管内皮细胞

25．临床上做早期妊娠诊断时，通常是检测孕妇尿中的

A．雌激素

B．孕激素

C．绒毛膜促性腺激素

D．人绒毛膜促乳腺生长激素

E．黄体生成素

26．关于单卵双胎结果的描述，哪一项不可能

A．均为男性　　　　B．均为女性

C．性别各异　　　　D．可能发生连体畸形

E．可能发生寄生胎

四、问答题

1．简述受精的意义。

2．简述内胚层、中胚层、外胚层的分化。

3．简述蜕膜反应。

4．何谓胎膜？包括哪些结构？

自测题选择题参考答案

绪　论
1. E　2. A　3. B　4. A　5. D
6. A　7. E　8. B

第1章　细　胞
1. C　2. C　3. E　4. D　5. C
6. B　7. E

第2章　上皮组织
1. E　2. C　3. B　4. B　5. D
6. C　7. E　8. B　9. B　10. B
11. E　12. C　13. C　14. E　15. D
16. B

第3章　结缔组织
1. C　2. B　3. A　4. A　5. E
6. C　7. D　8. B　9. C　10. C
11. B　12. B　13. B　14. A　15. C
16. B　17. B　18. C　19. A　20. D
21. E　22. E

第4章　软骨和骨
1. E　2. C　3. D　4. C　5. D
6. D　7. D　8. D　9. D　10. B
11. D　12. D　13. B　14. D　15. C
16. E　17. C

第5章　血　液
1. A　2. C　3. E　4. B　5. E
6. B　7. E　8. B　9. D　10. E
11. E　12. E　13. B　14. A

第6章　肌组织
1. E　2. E　3. A　4. A　5. E
6. B　7. D　8. E　9. A　10. B
11. D　12. E　13. C

第7章　神经组织
1. B　2. B　3. B　4. B　5. D
6. C　7. D　8. A　9. C　10. B
11. E　12. B　13. E　14. A　15. C
16. D　17. A　18. A

第8章　循环系统
1. A　2. C　3. C　4. B　5. D

第9章　免疫系统
1. C　2. A　3. B　4. D　5. E

第10章　消化管
1. A　2. B　3. B　4. A　5. E
6. C　7. C　8. D

第11章　消化腺
1. D　2. E　3. C　4. E　5. B
6. C　7. B　8. B　9. A

第12章　呼吸系统
1. B　2. B　3. D　4. C　5. A
6. B　7. C

第13章　泌尿系统
1. A　2. D　3. B　4. D　5. C

第14章　男性生殖系统
1. D　2. A　3. B　4. D

第15章　女性生殖系统
1. E　2. D　3. B　4. D

第16章　皮　肤
1. E　2. A　3. E　4. B

第17章　感觉器官
1. D　2. A　3. A　4. C　5. E
6. E　7. C　8. B　9. B　10. C
11. E　12. C　13. A　14. D

第18章　内分泌系统
1. B　2. D　3. B

第19章　人体胚胎学总论
1. C　2. A　3. A　4. A　5. E
6. A　7. B　8. A　9. C　10. E
11. B　12. A　13. A　14. B　15. E
16. E　17. E　18. C　19. B　20. B
21. B　22. A　23. C　24. B　25. C
26. C